Josef Schmi

Die Selbstheilung durch ein altbewährtes Hausrezept

herausgegeben von Klara und Helmut Tobisch

Die Selbstheilung

durch ein altbewährtes Hausrezept

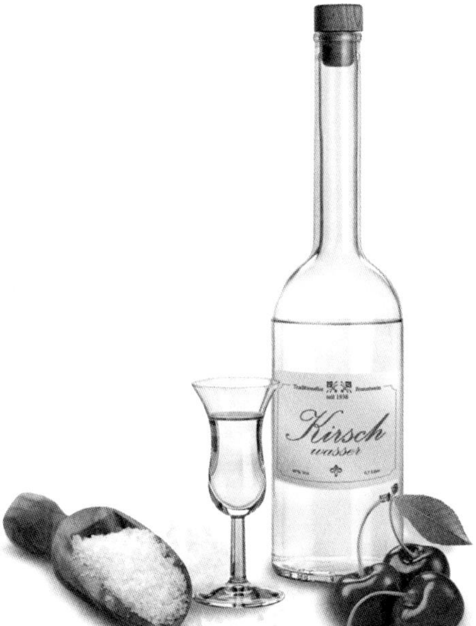

ML VERLAG

Dies ist eine neu bearbeitete Auflage des 1921 erstmals erschienenen Buches „Die Selbsthilfe", damals herausgegeben vom Autor Josef Schmid.

ISBN: 978-3-946746-04-1
www.ml-buchverlag.de

Herausgeber: Klara und Helmut Tobisch
Rohrhardsbergweg 16, 78050 Villingen-Schwenningen, Telefon 07721-909797

Druckproduktion: Generál Nyomda Kft., H-6727 Szeged

Fotos:
Titelseite: © Tim UR – Fotolia.com (Kirschen) – © Diana Taliun – Fotolia.com (Salz) – © Zerbor – Fotolia.com (Flasche) – © tortoon – Fotolia.com (Hintergrund)
Seite 5: Der Erstauflage dieses Buches entnommen
Seite 6: Rembrandt van Rijn „Heilung der Schwiegermutter des Simon Petrus"; http://commons.wikipedia.org
Seite 11: Amman, Jost, Holzschneider; „Apotecarius. Der Apotecker"; http://commons.wikipedia.org
Seite 15: Wolf Helmhardt von Hohberg; „Kranke alte Frau im Bett, wird gepflegt"; Deutsche Fotothek; http://commons.wikipedia.org
Seite 103 (oben): Endter, Martin, Verleger; „Frauen an einer Apotheke"; http://commons.wikipedia.org
Seite 103 (unten): Wolf Helmhardt von Hohberg; „Krankes Kind wird von seiner Mutter gepflegt"; Deutsche Fotothek; http://commons.wikipedia.org

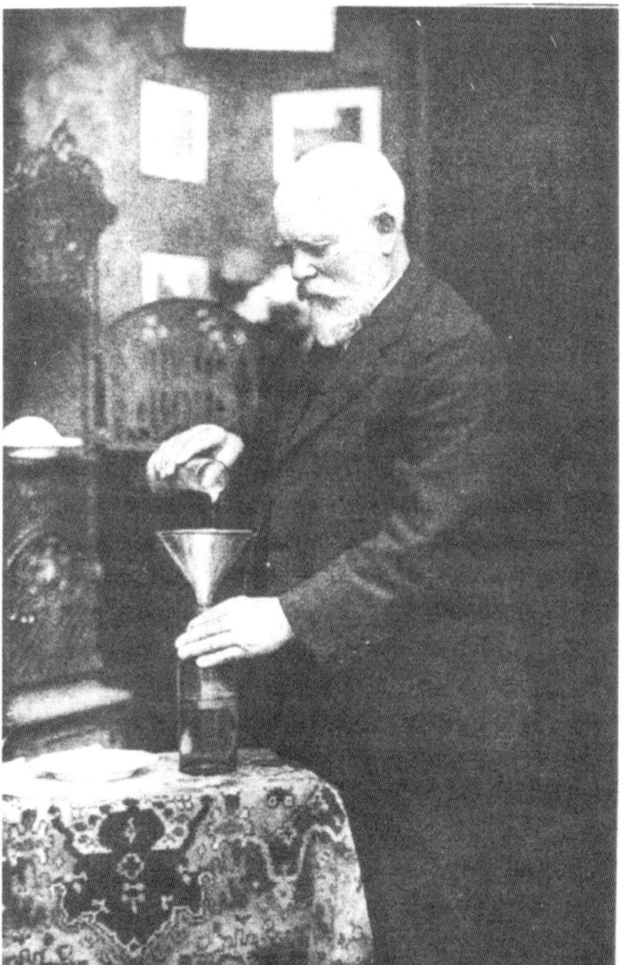

Der Verfasser des Buches Josef Schmid
bei der Herstellung des Mittels

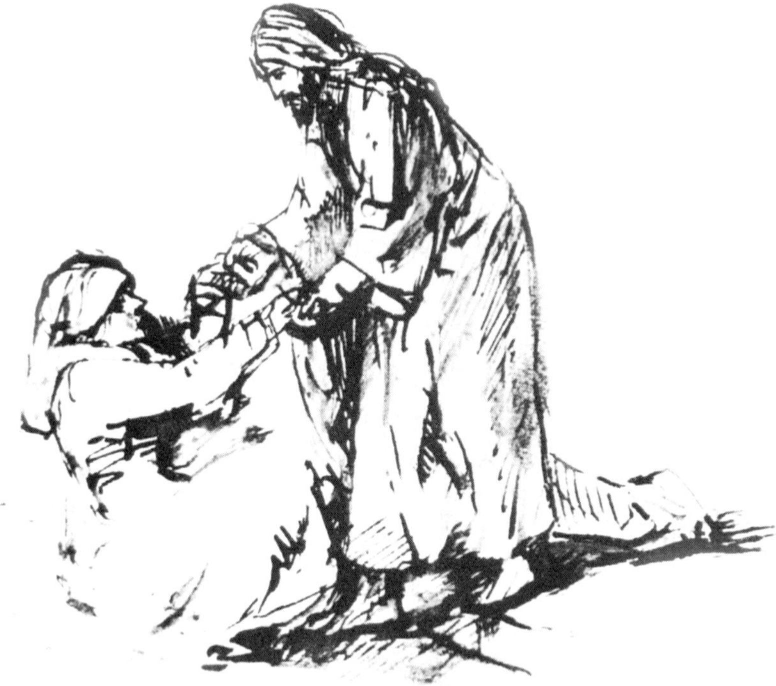

Die Zubereitung ... 20
Anwendung des Heilmittels ... 22
Alte oder offene Schäden ... 22
Altersschwäche ... 22
Appetitlosigkeit ... 23
Asthma ... 23
Aufstoßen ... 24
Augenkrankheiten ... 24
Ausschläge im Gesicht oder auf dem Kopf ... 25
Ausschlag, nesselartig ... 25
Auszehrung – Schwindsucht – Lungenleiden ... 26
Bauchschmerzen ... 26
Bisse von giftigen (kriechenden) Tieren ... 27
Bisse von wütenden, tollen Hunden ... 27
Bisse von Moskitos, Mücken und anderen gefährlichen Insekten ... 28
Blasenleiden ... 28
Bleichsucht ... 28
Blinddarmentzündung ... 29
Blutandrang nach dem Kopfe ... 29
Blutgeschwüre ... 30
Brandwunden und Verbrühungen ... 30
Brennen im Magen (Sodbrennen) ... 30
Darmerkrankungen (Durchfall) ... 31
Diphtherie ... 31
Durchfall (Darmerkrankungen) ... 31
Fieber ... 32
Frostbeulen ... 32
Furunkel ... 32

Gallenkrankheiten 33
Gallensteine 33
Gehirnentzündung 34
Gelbsucht 34
Gelenkrheumatismus 34
Geschwüre und offene Schäden 34
Gesichtsrose 35
Gesichtsschmerz 37
Gicht 37
Gicht-Anfälle 38
Grippe oder Influenza 38
Halsschmerzen (Halsleiden) 39
Hämorrhoiden 39
Herzkrankheiten 40
Hirnhautentzündung 40
Husten und Katarrh 41
Hüftweh 41
Ischias 41
Kalter Brand 42
Katarrh 42
Kalte Fieber oder Wechselfieber 42
Kolik 43
Kopfschmerzen 43
Krätze 43
Krebskrankheiten 44
Lähmungen 44
Leberkrankheiten und Affektionen des Herzens 45
Lungenentzündung 45
Lungenleiden 46

Magenleiden 46
Magensäure (Aufstoßen) 46
Nagelgeschwür (Wurm am Finger) 47
Nasenbluten 47
Nervenkrankheiten 47
Neurasthenie 48
Ohrenkrankheiten 48
Pest 49
Quetschungen (Beulen) 49
Rheumatismus 49
Rückgrat-Krankheiten 50
Ruhr (rote Ruhr, Dysenterie) 51
Sausen im Ohr 51
Scharlach 51
Schlaflosigkeit 52
Schnittwunden 52
Schwangerschaft 52
Schwindel im Kopf 53
Schwindsucht 53
Seitenstechen 54
Stiche von Bienen, Wespen 54
Stuhlgang 54
Trübsinn 55
Unterleibsentzündung 55
Verbrühungen 55
Verdauungsbeschwerden 56
Verrenkungen und Verstauchungen 56
Zahnfleisch-Geschwüre 56
Zahnpflege 57

Zahnschmerzen 57
Dankschreiben 58
Nachträge 70
Zuschrift an das britische Volk 78
Welchen Personen es nicht gut tut 82
Schlusswort 102

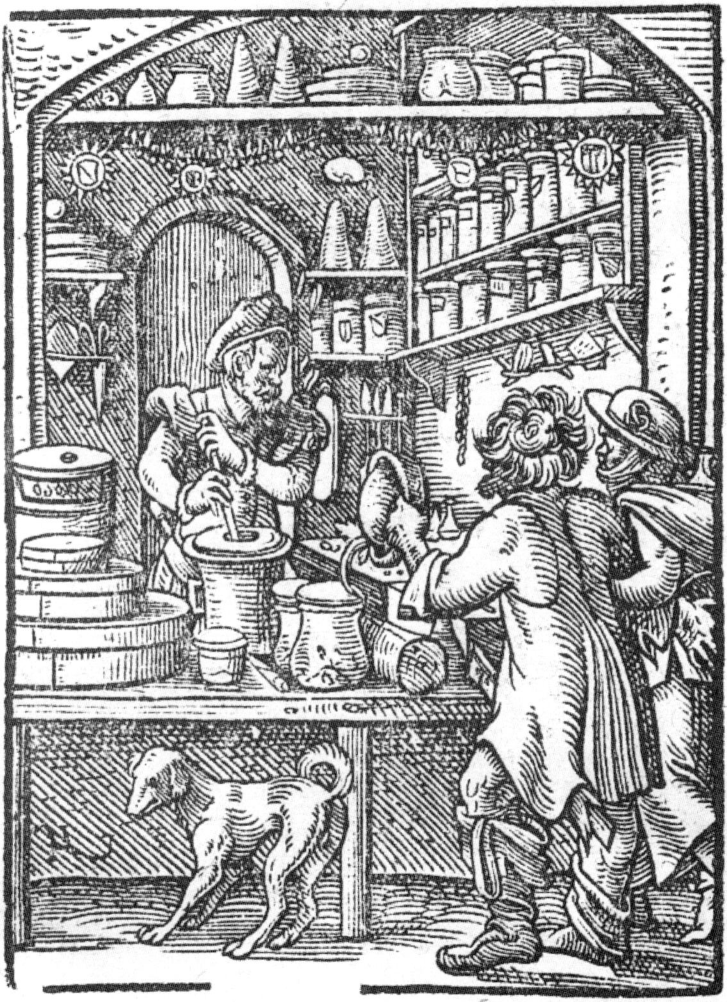

Quelle: Deutsche Fotothek

Liebe Leserinnen und Leser

dieses wunderbaren Büchleins „Die Selbstheilung – durch altbewährte Hausrezepte“, das ursprünglich „Die Selbsthilfe“ hieß.

Wir, Klara und Helmut Tobisch, haben es für Sie nach fast neunzig Jahren seit der Ersterscheinung im Eigenverlag des Autors Josef Schmid wieder entdeckt, und zwar auf wundersame Weise: Ich, Helmut Tobisch, stöberte in meiner Raritäten-Bibliothek, um vielleicht doch noch einmal einen weiterführenden Hinweis zur Behandlung meiner Parkinson-Krankheit zu finden. Da fiel mir „Die Selbsthilfe“ in die Hand, ein dünnes Buch mit grünem Einband und goldenen Lettern auf der Titelseite, dazu im Innern mit einer Schrift, die heute kaum noch jemand lesen kann.

Gleich auf den vorderen Seiten war das Bild des Autors zu sehen. Sofort hatte er meine Sympathie. Ich blätterte ein paar Seiten weiter – und las „Man vermische mit 1 Liter reinem Kirschbranntwein ungefähr 6–8 gestrichene Esslöffel gewöhnliches Kochsalz.“ Meine Neugierde war geweckt. Ein Rezept mit Branntwein. Das schien mir denn doch sehr außergewöhnlich.

Ich überblätterte das Kapitel „Anwendung des Heilmittels“ und las zunächst die Dankschreiben von mit diesem Medikament vor mehr als 80 Jahren behandelten Personen. Nun war ich total im Bann, las das Buch Buchstabe für Buchstabe äußerst konzentriert und bat gleich anschließend meine Frau, gemäß des einfachen Rezeptes das Mittel herzustellen. Noch am selben Tag trug es meine Frau auf ihr schmerzendes Knie auf, ich selbst massierte es auf alle von der Parkinson-Krankheit betroffenen Gelenke ein. Die Wirkung war verblüffend. Eine Linderung stellte sich schon nach zwei weiteren Eigenbehandlungen ein. Die Schmerzen im Knie waren dann ganz weg – und für mich ist ohnehin nur eine Linderung angesagt, denn Parkinson heilt man mit diesem Mittel nicht aus, doch wie wohltuend ist es, über ein so natürliches Mittel Erleichterung und ein erhabenes Wohlgefühl zu bekommen.

Meine Frau und ich empfahlen es nun in der Verwandtschaft, danach in der weiteren Bekanntschaft. Alle, ausnahmslos alle bestätigten uns die heilende Wirkung bei Gelenkschmerzen, bei Grippe und Entzündungen. So unangenehme Handicaps wie Sodbrennen, Verdauungsstörungen oder Verstopfungen wurden im Nu überwunden. Davon beeindruckt entstand die Idee, dieses Buch noch viel mehr Menschen zugänglich zu machen. Schließlich war es nach einem Gespräch mit unserer Jungfamilie beschlossene Sache: Wir werden eine Neuauflage finanzieren, mit moderner Schrift und einer zeitgemäßen Gestaltung. Die aktive Hilfe bot uns Herr Maiworm, der Herausgeber der „Lebensltlräume", einem Magazin für Gesundheit und Bewusstsein, an.

Jetzt liegt es Ihnen vor. Es war ein bisschen Mühe, aber es hat sehr viel Spaß gemacht, diese Idee in die Tat umzusetzen. Wir sind glücklich, dass wir Ihnen mit dieser Neuauflage „Die Selbstheilung“ eine wirkungsvolle Quelle zur Heilung nahe bringen können. Nutzen Sie sie! Sie werden sehen: Wie so oft liegt das Besondere in der Einfachheit: Kirschwasser und Salz – kaum zu glauben, aber wirklich wahr: ein Wundermittel!

In Dankbarkeit
Helmut und Klara Tobisch

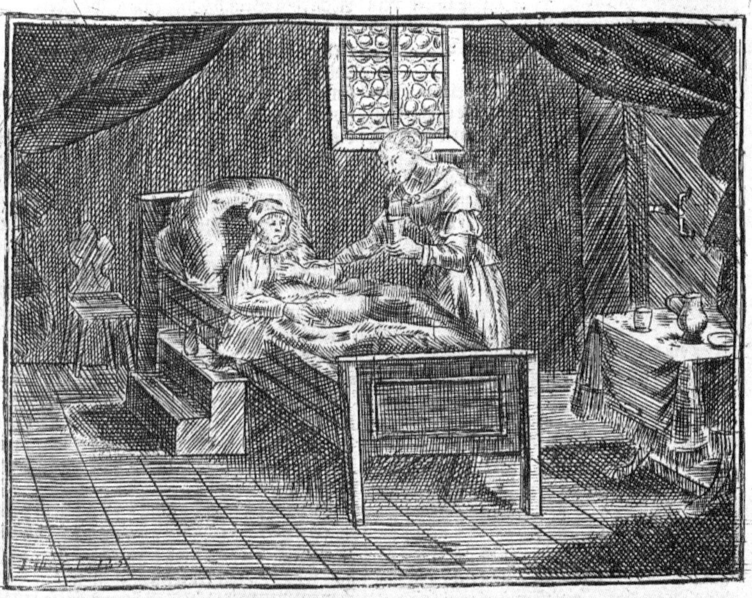

elle: Deutsche Fotothek

Es leuchtet die Sonne so hell und klar
zur Reife der Kirschen mit goldenem Strahl
zur Rettung und Heilung der Menschheit
auf unserem Erdental.

Drum kauft alle das goldene Buch.
Die Selbsthilfe ist fürwahr ein großes Gut,
weil es schafft und gibt Euch gesundes Blut.

Deshalb eilt alle ihr Menschen herbei,
weil ihr die Gesundheit erhaltet dabei.

Folget nur alle dem Ruf
und legt euch die Selbsthilfe zu Hause hinzu,
welche befördert Gesundheit
im friedlichen Heim!

(Nachdruck aus der 5. Auflage des Buches
„Die Selbsthilfe – zur Erhaltung der Gesundheit und der Heilung
der leidenden Menschheit";
erschienen im Selbstverlag bei Josef Schmid, Esslingen a. N.)

Vorwort des Verfassers dieses Büchleins Josef Schmid

Es ist Pflicht eines jeden Menschen, seinen Körper selbst zu studieren, seine Krankheit selbst zu prüfen. Er kann es in den meisten Fällen besser als der Arzt, weil sich jeder täglich, ja stündlich selbst beobachten kann, während der Arzt nur zufällig und flüchtig beobachtet. Alle Heilmethoden beruhen lediglich auf der Erfahrung und der Behandlung. Noch kein Menschenverstand ist in das Wesen unseres Organismus eingedrungen, kein Mensch weiß, was in Krankheitsfällen sich in den letzten Bestandteilen unseres Körpers abspielt. Jede Anwendung von Heilmitteln ist daher von jeher nichts anderes als ein roher Versuch gewesen, wobei aufs Geratewohl eine Krankheit oder ein Übel bekämpft wird.

Etwas Bestimmtes oder Sicheres über die Wirkungsweise der Heilmittel kennen wir nicht. Nur der Erfolg entscheidet. Es muss daher jedem anheim gestellt werden, zu demjenigen Heilmittel zu greifen und es anzuwenden, das solche Erfolge aufzuweisen hat. Im vollsten Sinne gilt hier das Wort: „Prüfet alles, und das Beste behaltet!" Man meide jede Einseitigkeit, man prüfe seinen eigenen Körper und erprobe an ihm, welche Heilmethode die besten Erfolge zeitigt. So hat z. B. das Kirschwasser mit Salz großartige Erfolge aufzuweisen, und mit Recht kann man sagen: es ist ein Wunder-Heil- und Universalmittel, das fast bei jeder Art von Anwendung die besten Erfolge erzielt.

Niemand sollte versäumen, einen Versuch mit diesem Heilmittel zu machen. Jedermann wird in der Not einen raschen Helfer dabei finden und niemand einen Schaden dadurch erleiden.

Vor etwa 40 Jahren kam ich in Besitz einer kleinen Schrift, die dieses Heilmittel beschrieb, und habe dasselbe seither durch praktische Anwendungen an den im Inhaltsverzeichnis enthaltenen Krankheiten meist schon alle erprobt und Tausende von kranken Menschen zur raschesten und sichersten Heilung mit Gottes Hilfe verholfen. Das wie ein Wunder wirkende Mittel, welches von jedem einzelnen selbst hergestellt werden kann, sollte in keiner Familie, auch bei keiner alleinstehenden Person fehlen; es wird deshalb mein äußerstes Bestreben sein, dasselbe durch weiteste Verbreitung jedermann zugänglich zu machen.

Indem ich diese neue fünften Auflage meiner „Selbsthilfe" erscheinen lasse, deren Verbreitung sich jeder Menschenfreund zur Aufgabe machen sollte, übergebe ich sie der kranken Menschheit zur Benützung.

Es gibt vielleicht keines unter allen Heilmitteln, welches in seiner Bereitung so einfach und billig, in seiner Anwendung so leicht und mannigfach, in seinem Erfolg so überraschend ist, wie das, welches in vorliegendem Buch beschrieben ist. Durch zahlreiche Erfahrungen, die wir vor Veröffentlichung dieser Abhandlung in verschiedenen Kreisen gemacht haben, haben wir fast alles bestätigt gefunden, was darin gesagt ist.

Nur auf einen Punkt sei noch hingewiesen, dessen sorgfältige Beachtung ich um so mehr wünsche, als mir daran liegt, dass das Mittel überall den Erfolg haben möchte, den es seiner Natur nach bei richtiger Bereitung und Anwendung haben kann und muss. Ich rate jedermann, darauf zu sehen, dass er möglichst echtes und reines Kirschwasser verwendet.

Und so wünsche ich, dass durch dieses Buch in ganz Deutschland, besonders auf dem Lande, aber auch in den Fabrikstädten Tausende von Kranken Heilung und Linderung erlangen mögen. Dies wird gewiss die größte Freude für den Herausgeber sein und der schönste Lohn für sein edles Streben.

Die Zubereitung

ist folgende (für diejenigen, welche das Medikament selbst herstellen wollen):

Man vermische mit 1 Liter reinem Kirschbranntwein ungefähr 6–8 gestrichene Esslöffel gewöhnliches Kochsalz. Das Salz, welches vorher zerstoßen werden muss (ggf. auch fein gewalzt werden kann), wird im Ofen oder an der Sonne getrocknet, dann mit dem Branntwein vermischt, in der ersten halben Stunde einige Male tüchtig geschüttelt und dann eine Stunde lang stehen gelassen bis sich alles gesetzt hat. Das Medikament ist sodann gebrauchsfertig. Es wird nun, wie bei der Beschreibung der einzelnen Krankheiten vermerkt ist, angewendet.

Das fertige Heilmittel darf vor dem Gebrauch ja nicht geschüttelt werden.

Sollte das doch einmal aus Versehen vorkommen, so muss man dasselbe wieder eine Stunde stehen lassen, bis sich das Salz wieder gesetzt hat; dann erst kann mit der Behandlung nach Vorschrift begonnen werden. Ich behandle meine Patienten nur mit Kirschbranntwein gemischt mit getrocknetem Salz, und alle wurden in ganz kurzer Zeit, wie durch ein Wunder, zu rascher und sicherer Heilung geführt. Ist das Flüssige verbraucht, so füllt man die Flasche nur wieder mit Kirschbranntwein auf, ohne weitere Zugabe von Salz, und verfährt damit wie das erste Mal.

So ist eine nochmalige Verwendung möglich, wie sie für innere und äußere Krankheiten in der Anleitung zu der Behandlung der Krankheiten verschrieben ist.

Zu dem Einwaschen des Kopfes möchte ich folgendes bemerken: Je größer die Haarmenge ist, desto besser, da alsdann die Flüssigkeit nicht so schnell eintrocknet und die gehörige Menge gesichert ist. Äußerlich möge man das Mittel ohne Verdünnung durch Wasser anwenden. Bei inneren Anwendungen ist die Verdünnung mit Wasser gut, aber nicht durchaus notwendig, zumal wenn kein heißes Wasser zu haben und der Fall dringend ist. Nicht unerwähnt möchte ich lassen, dass alle Leiden und Krankheiten der Menschen mit dem Kopf in Beziehung stehen; es ist daher umso notwendiger, sie zu beseitigen. Dies wird aber nur dadurch ermöglicht, dass man den oberen Teil des Kopfes Stirn, Schläfen 2–3 Mal hintereinander abends vor dem Schlafengehen mit dem Mittel tüchtig einreibt, ebenso die Augen äußerlich gut anfeuchtet, ferner dass man 1–2 Esslöffel voll von diesem Mittel, mit 3–4 Esslöffeln heißen Wassers vermischt, trinkt.

Dies ist von größter Heilwirkung.

Anwendung des Heilmittels bei den einzelnen Krankheiten

Alte oder offene Schäden

werden durch dieses Mittel erleichtert und geheilt, indem man weiche Leinwand damit sättigt und auf den Schaden legt. Nach drei- bis viermaligem Gebrauch lindert es immer den Schmerz, und die hartnäckigsten Übel werden, und zwar ohne Schmerz, in wenigen Tagen entfernt. Dabei werden zudem auch alle Unreinheiten beseitigt.

Wie viele arme Geschöpfe schleppen sich in einem jammervollen Leben mit unheilbaren Schäden dahin, welche durch den Gebrauch dieses Mittels erleichtert würden! Es gibt viele Beispiele von Personen, welche wochenlang nicht schlafen konnten und schon in der ersten Nacht nach seiner Anwendung des Schlafes sich erfreuten; und alle, mag auch ihr Fall noch so schlimm sein, dürfen sich derselben Wohltat erfreuen, wenn sie dies einfache Mittel anwenden.

Altersschwäche

tritt meistens im 60.–80. Lebensjahr ein und ist an der natürlichen Abnahme der Kräfte zu erkennen. Zur Stärkung dieser

Schwäche ist es gut, wenn man mit dem Mittel die Schädeldecke (das Gehirn), die Stirn, die Schläfen und die Augen äußerlich gut anfeuchtet, abends vor dem Schlafengehen 2–3 Mal hintereinander tüchtig einreibt und 1–2 Esslöffel voll von dem Mittel mit 3–4 Esslöffeln voll heißen Wassers vermischt, morgens und abends trinkt. Das stärkt die Glieder und die Nerven.

Appetitlosigkeit

rührt meistens von einem verdorbenen Magen her. Behandlung wie bei Magenleiden.

Asthma (Engbrüstigkeit)

besteht in Verengung der Luftröhre und erschwerter Lufteinziehung, verbunden mit Atemnot, Angst und Aufregung. Die Beschwerden werden dadurch sehr erleichtert, wenn man den oberen Teil des Kopfes einmal vor dem Schlafengehen einreibt und mehrere Morgen nacheinander 1–2 Esslöffel voll, mit etwa 2 Löffeln voll heißem Wasser verdünnt, nimmt.

Die Schwester eines Pfarrers hat lange Zeit an Engbrüstigkeit gelitten; nach wiederholten Empfehlungen ließ sie sich herbei, das Mittel zu versuchen. Ihr Bruder sagte später, so oft man ihn fragte, dass sie sich wohl befinde, seitdem sie dies Mittel gebraucht habe; daraus schöpfe ich die begründete Hoffnung, dass es in allen Fällen gut tun und in vielen Heilung bringen wird. Die Anwendung dieses Mittels verschafft in allen Fällen der Benützung große Erleichterung und meistens auch Heilung.

Aufstoßen und Sodbrennen

wird mit Hilfe des Medikaments am besten beseitigt durch Einreiben der Schädeldecke, der Stirn und der Schläfen. Abends vor dem Schlafengehen werden die Augen äußerlich 3 Mal gut angefeuchtet, morgens und abends vor dem Schlafengehen je 1–2 Esslöffel voll von dem Mittel mit 3–4 Esslöffeln heißen Wassers eingenommen. Das führt sofort zur Besserung.

Augenkrankheiten

Ehe ich von der Art und Weise spreche, wie diese geheilt werden, will ich sagen, dass dieses Mittel, wenn es auch nur diese Krankheiten heilte, wie es denn tatsächlich der Fall ist, ganz unschätzbar ist. Da sind keine finsteren Zimmer mehr nötig; der Kranke braucht nicht mehr seine gewöhnlichen Beschäftigungen aufzugeben; es fällt das Brennen des Auges weg und damit die Gefahr, dass die Kranken ihr Gesicht verlieren. Es gibt keinen Jammer mehr in den Familien.

Der Patient wird geheilt, indem er 5–6 Mal täglich mit einem reinen Schwamm das Auge äußerlich mit dem Mittel gut anfeuchtet. Der Schmerz ist ganz unbedeutend und die Heilung gewiss.

Ausschläge im Gesicht oder auf dem Kopf

werden entfernt, wenn man den damit bedeckten Teil mit dem Mittel einreibt. Sind sie krebsartiger Beschaffenheit und einige Wochen alt, so verursacht das Mittel keinen Schmerz, und die Heilung geht mit überraschender Leichtigkeit vor sich. Bei allen anderen Arten von Ausschlägen aber macht es Schmerz. Gleichzeitig muss das Mittel morgens und abends etwa 2 Esslöffel voll mit 4 Esslöffeln voll heißen Wassers eingenommen werden.

Ausschlag, nesselartig

Anwendung wie bei Ausschlägen im Gesicht.

Auszehrung – Schwindsucht – Lungenleiden

rührt her von der Zerstörung kleiner Blutgefäße und von der Anstrengung des Herzens, um die vorhandene Blutmenge durch die Lungengefäße zu treiben. Es entsteht Herzvergrößerung und Kurzatmigkeit. Wenn die Herztätigkeit nicht mehr ausreicht, folgen darauf Asthma, Schwindel und Kopfschmerzen usw.

Man reibe den Schwindsüchtigen längere Zeit, besonders im ersten Stadium der Krankheit, täglich 1 Mal Kopf und Brust mit dem Medikament ein und gebe ihm täglich 1–2 Löffel davon mit heißem Wasser gemischt, 1 Stunde vor dem Frühstück ein. Wenn der Husten bedeutend und der Auswurf hart und gelb ist, so kann man auch zur Beschleunigung der Heilung ein weiches, mit dem Heilmittel befeuchtetes leinenes Tuch auf die Brust legen. Wenn dieses Mittel anschlägt, so fühlt der Kranke nach ca. 10 Tagen etwas Erleichterung beim Husten bei verändertem weißen und schaumigen Auswurf. Zeigt sich hernach ein Schmerz an einer Seite, welchem ein Geschwür mit Entzündung folgt, so lege man nur fortwährend angefeuchtete Leinwand darauf.

Bauchschmerzen

entstehen durch Darmleiden und sind zu lindern bzw. zu heilen, indem man mit dem Mittel warme Umschläge über den schmerzenden Teil auflegt, mit 1–2 Esslöffel voll von dem Mittel und mit etwa 3 Esslöffeln voll heißen Wassers vermischt morgens nüchtern und abends vor dem Schlafengehen trinkt. Die Wirkung wird sofort erfolgen.

Bisse von giftigen (kriechenden) Tieren

werden durch Einreiben der gebissenen Teile mit dem Mittel leicht geheilt. Es macht das Gift unwirksam und heilt den Schaden in sehr kurzer Zeit; freilich sollte es unmittelbar nach dem erfolgten Bisse angewendet werden.

Bisse von wütenden, tollen Hunden

oder von jedem anderen Hund werden leicht geheilt, wenn man den gebissenen Teil mit dem Mittel gut einreibt. Die gebissene Person wird keine Beschwerden fühlen, wenn sie noch an demselben Tage damit eingerieben wird; immer jedoch ist es das Beste, wenn das Einreiben unmittelbar darauf geschieht. Es sollte dies mehrere Male vorgenommen und ein Stück weiche Leinwand mit dem Mittel gesättigt auf die Stelle gelegt werden.

Bisse von Moskitos, Mücken und anderen gefährlichen Insekten

Es ist von starker Wirkung, wenn man ein Stück angefeuchteter Leinwand auf die schmerzende Stelle legt und von diesem Medikament morgens nüchtern und abends vor dem Schlafengehen 1–2 Esslöffel voll mit 3 Esslöffeln voll heißen Wassers trinkt.

Blasenleiden

Es ist von Wirkung, wenn man ein Stück angefeuchteter Leinwand auf die schmerzende Stelle legt und von diesem Medikament morgens nüchtern und abends vor dem Schlafengehen 1–2 Esslöffel voll mit 3 Esslöffeln voll heißen Wassers trinkt.

Bleichsucht

ist zu erkennen an Müdigkeit und Unlust zu jeder Anstrengung, Appetitlosigkeit und Herzbeschwerden und an Schlafsucht. Dem wird erfolgreich entgegen gewirkt, indem man den ganzen Kopf mit dem Mittel abends vor dem Schlafengehen hintereinander 3 Mal tüchtig einreibt und 1–2 Esslöffel voll, mit 3–4 Esslöffeln voll heißen Wassers vermischt, trinkt. Die Heilwirkung wird überraschend sein.

Blinddarmentzündung

ist erkenntlich an anhaltendem Schmerz in der rechten Bauchgegend, oft auch mit Stuhlverstopfung und Durchfall verbunden, sowie an heftigem Fieber. Die Behandlung ist folgende: Man feuchtet ein Tuch mit diesem Mittel ein und macht damit einen heißen Umschlag über den ganzen Bauch und Unterleib; sodann nimmt man 1–2 Esslöffel voll von dem Medikament mit 2–3 Esslöffeln voll heißen Wassers ein.

Blutandrang nach dem Kopfe

Diese Krankheit wird geheilt, wenn man den ganzen Kopf 5–6 Mal mit diesem Mittel einreibt. Manchmal wird es schon durch eine Anwendung besser; widrigenfalls wiederhole man das Einreiben, in welchem Falle aber der Kranke 2 Esslöffel voll von dem Mittel, mit 6–8 Esslöffeln heißen Wassers verdünnt, nehmen muss. Das Einreiben des Kopfes geschieht immer am besten beim Schlafengehen, und das Einnehmen soll am Morgen, eine Stunde vor dem Frühstück, stattfinden und öfter wiederholt werden.

Blutgeschwüre

Umschläge mit dem Kirschwasser mit Salz werden so heiß wie möglich alle Viertelstunden aufgelegt und das so lange fortgesetzt, bis die Krankheit behoben ist. Dies kann in kurzer Zeit erfolgt sein, aber auch einige Wochen andauern. Gleichzeitig muss das Mittel morgens nüchtern und abends vor dem Schlafengehen etwa 2 Esslöffel voll und mit 3–4 Esslöffeln Wasser gemischt so heiß wie möglich getrunken werden.

Brandwunden und Verbrühungen

werden sehr bald durch dieses Mittel geheilt. Der leidende Teil wird mit der reinen Flüssigkeit eingerieben. Die erste Anwendung ist schmerzhaft, aber nur kurze Zeit, und jeder fernere Gebrauch macht weniger Schmerz. Der Schaden ist bald geheilt, doch muss manchmal etwas angewendet werden, wie Talg oder Schweineschmalz, um den Schaden zu lindern.

Brennen im Magen (Sodbrennen)

Anwendung wie bei Magenleiden.

Darmerkrankungen (Durchfall)

werden geheilt, indem man den Kopf 1–2 Mal oder so oft einreibt, als die Schmerzen im Kopf wiederkehren, und 2–3 Esslöffel voll, mit heißem Wasser verdünnt, einnimmt. Dies wird täglich öfter wiederholt, wenn der Anfall sehr stark ist und in kurzen Zwischenräumen wiederkehrt. Wenn die Haut sich einfärbt, so wird der betreffende Teil so lange eingerieben, bis die Krankheit behoben ist, was man am Ausbleiben des Schmerzes erkennt.

Diphtherie

wird bei sofortiger Anwendung von Kirschwasser mit Salz gelindert und geheilt; angefeuchtete Umschläge um den Hals werden öfter wiederholt, ältere Personen sollten auch mit dem Medikament gurgeln. Die gute Wirkung wird sofort darauf folgen.

Durchfall

Anwendung wie bei Darmerkrankungen.

Fieber

In allen Fällen des Fiebers, und es gibt allerlei Arten, ist das erste, dass man den oberen Teil des Kopfes mit dem Mittel einreibt und dann, dass der Patient unmittelbar darauf 2 Esslöffel voll, mit heißem Wasser verdünnt, einnimmt. Dies wird in Zwischenräumen von 1 Stunde bis zu 3 Stunden, je nach der Beschaffenheit und Heftigkeit des Anfalls wiederholt. Es kann keine Besserung erhofft werden, ehe die Entzündung entfernt ist, und nichts wird sie sobald entfernen, als dies Mittel, und zwar ohne Aderlass und Blasenpflaster; alle Krankheiten aber werden in ihrem Anfang sehr leicht geheilt.

Frostbeulen

werden durch die Anwendung des Mittels geheilt, aber man muss dafür sorgen, dass der leidende Teil mit einem leinenen Lappen angefeuchtet wird, bis der Schaden geheilt ist.

Furunkel

wird durch Auflegen eines angefeuchteten Lappens und durch Einnehmen des Medikaments 1–2 Esslöffel voll, vermischt mit 2–3 Esslöffeln heißen Wassers, auf raschestem Wege geheilt.

Gallenkrankheiten

werden geheilt, indem man zuerst den oberen Teil des Kopfes einmal vor dem Schlafengehen einreibt und am nächsten Morgen eine Stunde vor dem Frühstück 2 Esslöffel voll von dem Mittel, mit heißem Wasser verdünnt, zwanzig Morgen lang einnimmt. Schon vor der Hälfte des Ablaufs dieser Zeit wird man die guten Wirkungen des Verfahrens auf dem Gesicht des Patienten sehen, welches rein und rötlich werden wird, da es zuvor krankhaft gelb und bleich war. Doch das ist der kleinste Teil der Wohltat, die der Kranke erkennen wird.

Gallensteine

entstehen ohne Zweifel, wenn die Eingeweide in einem ungesunden Zustand sind; man sorge daher dafür, diese immer rein zu halten, was in der Regel bewerkstelligt werden dürfte, wenn man den oberen Teil des Kopfes mit dem Mittel einreibt und dieses jeden Morgen eine Stunde vor dem Frühstück 8–10 Tage lang, mit heißem Wasser verdünnt, einnimmt. Sind die Gallensteine einmal gebildet, dann können sie meines Erachtens auf keine andere als die gewöhnliche Weise entfernt werden, doch möchte auch da der Schmerz durch die Anwendung dieses Mittels bedeutend erleichtert werden; man muss dem Schmerz auf alle mögliche Weise nahe zu kommen suchen, indem man den schmerzenden Teil mit dem Medikament so warm wie möglich einreibt.

Gehirnentzündung

wird geheilt, indem man die obere Kopffläche mit dem Mittel so lange einreibt, bis der Schmerz nachlässt. Es gibt viele Fälle, wo so manches kostbare, zu früh erloschene Leben durch die Anwendung dieses Mittels verlängert worden wäre.

Gelbsucht

wird geheilt, wenn man beim Schlafengehen den oberen Teil des Kopfes einmal einreibt und mehrere Morgen lang eine Stunde vor dem Frühstück 2 Esslöffel voll, mit heißem Wasser verdünnt, nimmt, und zwar so lange, bis die Krankheit verschwindet, was in acht bis zehn Tagen der Fall sein wird.

Gelenkrheumatismus

Anwendung wie bei Rheumatismus.

Geschwüre und offene Schäden

werden geheilt, indem man ein Stück weicher Leinwand mit dem Mittel sättigt und die kranke Stelle damit nass erhält. Dadurch wird zwar das Aufbrechen des Geschwürs nicht verhindert oder aufgehalten, aber der Schmerz wird dadurch sehr gelindert und nachfolgend die Entzündung entfernt. Ferner ist es von großer Wichtigkeit, dass von dem Medikament 1–2 Esslöffel mit heißem Wasser morgens nüchtern, eine halbe Stunde vor dem Frühstück und abends vor dem Schlafengehen eingenommen wird. Die Heilung ist sicher.

Gesichtsrose

wird geheilt durch Einreiben des Kopfes mit dem Mittel und durch Einnehmen morgens und abends, wie es im allgemeinen bei den anderen Krankheiten gemacht wird; die Wirkung wird in kurzer Zeit ersichtlich sein. Im Anschluss daran wird folgende Mitteilung manchem von großem Interesse sein, wonach Rotlauf (Rose) auch von anderer Seite mit großem Erfolg geheilt wurde.

Ein Geistlicher hat die Freundlichkeit gehabt, mir einen Fall mitzuteilen, den ich mit seinen eigenen Worten erzählen will: „Der Patient war eine Frau. Als ich eines Morgens ungefähr um 10 Uhr eines Geschäftes wegen in das Haus gerufen wurde, fand ich das arme Geschöpf mehr tot als lebendig in heftigem Schmerz und mit brennender Hitze an Armen und Händen, welche von den Fingern bis zu den Ellenbogen von der Entzündung flammend rot waren. Sie sei äußerst übel dran, sagte sie, da sie schon zwei Nächte auch nicht einen Augenblick habe schlafen können. Sie hatte eine abführende Arznei bekommen, aber nichts zur äußeren Anwendung für die leidenden Teile. Ich erbot mich, zu versuchen, ihr einige Erleichterung zu verschaffen. Sie antwortete, ich möchte nur alles tun, was ich für gut hielte. Infolge dieser Erlaubnis ließ ich mir von zu Hause eine Schale voll von dem Mittel bringen. Damit begann ich beide Hände und Arme ungefähr zehn Minuten lang zu wärmen. Die Wirkung war fast wunderbar, und die arme Kranke war durch die gute Wirkung sehr erfreut. Dies, wie gesagt, geschah ungefähr um 10 Uhr morgens! Um Mittag sprach ich wieder vor, um nachzusehen, ob die Sache ihren richtigen Gang ginge. Da schlief der Patient fest und behaglich. Am Abend befand sie sich noch wohler, nachdem sie sich selbst wieder aufgewärmt hatte. Kurz, genau in 48 Stunden war die Heilung vor sich gegangen. Es war nicht bloß ihr gewöhnliches Aussehen wieder gekommen, auch jede Spur von Flecken auf der Haut war verschwunden."

Dies zeigt, wie viel Gutes von den Dienern des Evangeliums mit geringer Mühe getan werden kann; und da es ihnen doch gewiss auch zukommt, für die Gesundheit ihrer Pfarrkinder und Zuhörer zu sorgen, so hoffe ich, dass sie sich alle mit dem Inhalt dieser kleinen Schrift bekannt machen und von dem Mittel jeden nötigen Gebrauch machen werden.

Gesichtsschmerz

Diese peinliche Krankheit dürfte durch den Gebrauch dieses Mittels bedeutend erleichtert, sogar geheilt werden. Man reibt den oberen Teil des Kopfes mit dem Mittel gut ein; darauf wird das Ohr an der Seite des Kopfes, wo der Schmerz ist, mit dem Mittel gefüllt, welches man ungefähr zehn Minuten lang darin lässt. Nachher wird der leidende Teil mit dem Mittel eingerieben. Wird dadurch noch keine Heilung bewirkt, so muss der Patient 14 Tage lang jeden Morgen, etwa eine Stunde vor dem Frühstück 2 Esslöffel voll von dem Mittel, mit heißem Wasser verdünnt, nehmen.

Gicht

Da dieses schmerzvolle Leiden seinen Sitz im Blute hat, so ist es notwendig, dass die damit behaftete Person den Oberteil des Kopfes einmal beim Schlafengehen mit dem Mittel einreibt und am folgenden Morgen 2 Esslöffel voll, mit heißem Wasser vermischt, eine Stunde vor dem Frühstück einnimmt; dies wird12–14 Tage lang wiederholt und der entzündete Teil, oder wo eben der Schmerz ist, mit etwas Weichem, vielleicht mit einer Feder berührt, bis der Patient es ertragen kann, dass man ihn mit dem Finger einreibt. Diese Krankheit erfordert große Ausdauer.

Gicht-Anfälle

müssen in dem nämlichen Augenblick gepflegt werden, da der Anfall beginnt. Daraus ist zu ersehen, wie notwendig es für alle Familien ist, dass immer eine Flasche mit diesem im Voraus bereiteten Mittel zur Verfügung steht. Es wird damit der obere Teil des Kopfes gut eingerieben, und zur nämlichen Zeit nimmt der Patient 2 Esslöffel voll von dem Mittel, mit 3–4 Esslöffeln voll heißem Wasser verdünnt, morgens nüchtern und abends vor dem Schlafengehen. Bei Befolgung dieser Anweisung, wenn sie mehrere Male ausgeführt wurde, ist immer eine sehr gute Wirkung erzielt worden.

Grippe oder Influenza

wird am raschesten und sicher in einigen Tagen geheilt, indem man den ganzen Kopf und Körper mit diesem Mittel 2 Mal am ersten Tag nach dem Auftreten der Krankheit bei mehrmaligem Anfeuchten des Kopfes und des Körpers tüchtig einreibt und es morgens und abends einnimmt, wie dies im allgemeinen empfohlen wird.

Halsleiden (Bräune)

muss auf jede mögliche Weise bekämpft werden, erstens, indem man mit dem reinen Mittel gurgelt, zweitens, indem man jedes Ohr, eins nach dem anderen, mit dem reinen Mittel anfüllt und es in jedem Ohr zehn Minuten lang lässt. Dieses Verfahren verschafft Erleichterung; die beste Zeit dazu ist, wenn man sich zur Ruhe begibt. Es wird ein Stück Leinwand mit dem Mittel gesättigt, um den Nacken gelegt und feucht gehalten. Diese Verfahrensarten haben in der Regel guten Erfolg; in jedem Falle aber wird die Gefahr, wenn das Halsweh bösartiger ist, bedeutend vermindert.

Halsschmerzen

Anwendung wie bei Halsleiden.

Hämorrhoiden

bilden sich durch Ansammeln des Blutes in den Venen des Mastdarmes. Das führt zur Erweiterung des Darmes; schwarze dicke Knoten bilden sich, welche heftige Schmerzen mit Blutung verursachen. Die Heilung geschieht auf folgende Weise: Man nimmt täglich, je öfter desto besser, hälftig mit Wasser verdünnt, eine Auswaschung des Afters vor; ferner trinkt man morgens und abends von dem Mittel mit Wasser gemischt, wie bei allen Krankheiten üblich. Ebenso nimmt man eine Kopfwaschung vor dem Schlafengehen vor. Die Heilung erfolgt überraschend schnell.

Herzkrankheiten

werden geheilt durch gleiche Anwendung des Mittels wie bei Magenleiden. Anstatt über den Magen wird das angefeuchtete Stück Leinwand mit dem vorgeschriebenen Mittel abends beim Schlafengehen auf das Herz gelegt und ein trockenes Tuch darüber. Morgens und abends ist 1 Esslöffel voll von diesem Mittel, mit etwa 3–4 Esslöffeln warmen Wassers vermischt, eine Stunde vor dem Essen zu trinken. Auf diese Behandlung folgt die Besserung unerwartet schnell.

Hirnhautentzündung

Anwendung wie bei Gehirnentzündung.

Husten und Katarrh

werden durch dieses Mittel geheilt, indem man einige Abende die Schädeldecke, Stirn und Schläfen einige Male tüchtig einreibt, damit gurgelt und wie üblich morgens und abends davon trinkt. Dazu kommt, dass man die Ohren, eins nach dem anderen, mit dem Mittel 10 Minuten lang füllt oder ein gut angenetztes Wattebäuschchen einlegt.

Hüftweh

gehört zwar zum Rheumatismus, wird aber, man bemerke dies wohl, gewöhnlich durch Einreiben des schmerzhaften Teils beseitigt. Weicht das Übel trotzdem nicht, oder kehrt es wieder, so empfehle ich, dass sich der Patient beim Schlafengehen den oberen Teil des Kopfes mit dem Mittel gut einreibt und dann mehrere Morgen nacheinander eine Stunde vor dem Frühstück 2 Esslöffel voll von dem Mittel, mit heißem Wasser verdünnt, nimmt.

Ischias

Anwendung wie bei Rheumatismus.

Kalter Brand

entsteht meistens infolge Zerquetschung eines Gliedes. Es führt leicht zur Heilung, wenn man das Mittel wie bei jedem gewöhnlichen Schaden anwendet, indem man ein Stück weicher Leinwand mit demselben gut anfeuchtet, die Verletzung umwickelt und feucht erhält und den Verband täglich öfters wieder frisch annetzt.

Katarrh

Anwendung wie bei Husten.

Kalte Fieber oder Wechselfieber

werden geheilt, indem man den Kopf beim Schlafengehen einmal mit dem Mittel einreibt und am folgenden Morgen 2 Esslöffel voll davon, mit 6 Esslöffeln voll heißem Wasser verdünnt, eine Stunde vor dem Frühstück einnimmt. Dies wird zwölf Morgen nacheinander bzw. bis die Krankheit behoben ist wiederholt.

Kolik

wird gewöhnlich in vier bis fünf Minuten geheilt, indem man 2 Esslöffel voll von dem Mittel, mit heißem Wasser verdünnt, nimmt. Weicht sie nicht gleich das erste Mal, so muss man es wiederholt anwenden und die Gabe stärker machen. Selten ist ein mehr als zweimaliger Gebrauch nötig; doch kam mir ein Fall vor, wo die Anwendung dreimal wiederholt wurde.

Kopfschmerzen

werden entfernt, indem der Kopf mit dem Mittel auf dieselbe Weise eingerieben wird wie bei Blutandrang zum Kopfe. Ich habe es in hundert Fällen angewendet, und stets mit Erfolg. Im Falle aber das Kopfweh hartnäckig anhält, muss man die Anwendung wiederholen und 2 Esslöffel voll, mit 6–8 Esslöffeln voll heißen Wassers verdünnt, einnehmen. In der Regel jedoch wird das Übel schon nach einmaligem Einreiben behoben.

Krätze

wird durch dieses Mittel geheilt, wenn man sie mit dem Heilmittel so lange einwäscht oder einreibt, bis die Krankheit überwunden ist.

Krebskrankheiten

Bei allen Krebsschäden empfehle ich, dass der Oberteil des Kopfes mit dem Mittel recht eingerieben werde, und dass der Patient jeden Morgen 2 Esslöffel, mit heißem Wasser verdünnt, nehme. Man muss auch den Schaden mit dem Mittel einwaschen und mit dem Mittel gesättigte weiche Leinwand auflegen und diese womöglich beständig darauf lassen. In allen Fällen verschafft dieses genau befolgte Verfahren große Erleichterung und in der Regel Heilung. Künftig wird es sehr wenig bösartige Krebsschäden mehr geben, wenn das Mittel in ihren ersten Anfängen angewendet wird.

Lähmungen

sind erkenntlich durch eine Schwere der betroffenen Glieder sowie durch Unfähigkeit, die gewohnten Bewegungen auszuführen. Sie können auf dem raschesten Wege vollständig geheilt werden, indem der Kopf und der ganze Körper gut angefeuchtet und womöglich mit einer feinen Haarbürste täglich mehrere Male tüchtig eingebürstet wird. Und indem man morgens, mittags und abends je eine halbe Stunde vor dem Essen davon einnimmt. Das Wunder wirkende Mittel kann jedermann aufs Beste empfohlen werden.

Leberkrankheiten und Affektionen des Herzens

können nur entfernt werden, wenn man die Eingeweide in gesunden Zustand bringt, was dadurch geschehen wird, dass man den oberen Teil des Kopfes einmal beim Schlafengehen einreibt, und jeden Morgen eine Stunde vor dem Frühstück 1–2 Esslöffel voll von dem Mittel, mit 2–3 Esslöffeln heißen Wassers verdünnt, einnimmt. Vielleicht muss es Monate lang genommen werden, bis die Krankheit geheilt wird. Aber Vorbeugung ist immer besser als Heilung, daher muss man Sorge tragen, dass man die Eingeweide gesund und das Blut rein erhalte.

Lungenentzündung

wird dadurch der Besserung und Heilung entgegen geführt, dass man den oberen Teil des Kopfes einwäscht und 2 Esslöffel voll, mit heißem Wasser verdünnt, nimmt. Man muss es aber täglich öfter nehmen und ein mit dem Mittel gesättigtes Stück Leinwand, mehrfach zusammengelegt, auf die Stelle legen, wo man den größten Schmerz fühlt.

Lungenleiden

Anwendung wie bei Auszehrung.

Magenleiden

ist erkenntlich an Magenkatarrh, Magengeschwüren, Magenerweiterung, Magenkrampf, Appetitlosigkeit. Ein gut bewährtes Mittel ist Kirschbranntwein mit Salz. Es führt in kurzer Zeit zur Heilung, wenn die Krankheit nicht zu weit vorangeschritten ist, indem man abends den Kopf, Stirn und Schläfen 3 Mal hintereinander mit diesem Mittel gut anfeuchtet und einreibt, den Kopf hernach etwa eine Viertelstunde mit einem Tuch bedeckt und beim Schlafengehen ein doppelt zusammengelegtes Stück Leinwand gut angefeuchtet, ein wollenes Tuch darüber, auf den Magen legt und ferner abends und morgens etwa 1 Esslöffel voll mit 2–3 Esslöffeln warmen Wassers eine Stunde vor dem Essen trinkt. Dann geht es von Tag zu Tag der Besserung entgegen.

Magensäure (Aufstoßen)

Anwendung wie bei Magenleiden.

Nagelgeschwür (Wurm am Finger)

wird mit Sicherheit dadurch geheilt, dass man den Finger in das Mittel hält, oder ein Stück weiche Leinwand damit tränkt und den Schaden damit gut umwickelt. Man halte sie aber so lange nass, bis die Heilung bewerkstelligt ist.

Nasenbluten

wird gleich behoben, wenn man ein kleines Stück Tuch mit dem Mittel gut anfeuchtet, hernach ausdrückt und um die Nase legt. Auch zieht man das Mittel einige Male in die Nase auf, täglich 3–4 Mal. Das Nasenbluten wird sofort aufhören.

Nervenkrankheiten

werden geheilt, indem man mit dem Universalmittel den Kopf und den ganzen Körper täglich 3 Mal tüchtig einreibt. Das muss 5–6 Tage hintereinander fortgesetzt werden. Dazu muss man täglich 1–2 Esslöffel voll von diesem Mittel mit 3–4 Esslöffel heißen Wassers morgens nüchtern etwa 8–10 Tage trinken. Die Anwendung lindert sofort und führt zur Heilung.

Neurasthenie

wird durch das vorgeschriebene Mittel unerwartet rasch zu Besserung und Heilung geführt, indem man, wie fast bei allen Krankheiten, den Kopf abends vor dem Schlafengehen tüchtig einreibt, insbesondere die leidende Stelle, und hinterher eine Viertelstunde lang den Kopf mit einem trockenen Tuch bedeckt. Abends und morgens, eine Stunde vor oder nach dem Essen, trinkt man 1 Esslöffel voll von diesem Mittel mit etwa 2–3 Esslöffel voll warmen Wassers vermischt. Das ist das beste Verfahren.

Ohrenkrankheiten

werden ebenso geheilt wie das Zahnweh, indem man das Ohr mit dem Mittel füllt. Ich habe es in vielen Fällen als sehr erfolgreich gefunden, und seit ich meine Ohren damit gefüllt habe, kann ich weit besser hören. Die beste Zeit dazu ist, wenn man sich zur Ruhe begibt. Man fülle zuerst das weniger taube Ohr damit und lasse es ungefähr 10 Minuten lang darin, dann fülle man das andere Ohr und lasse es die ganze Nacht im Ohr. Verschluss mittels Wattepfropf. Dieses Verfahren trägt sehr zu einem gesunden Schlaf bei.

Die Pest

wird, da sie eine Entzündungskrankheit ist, auf dieselbe Weise geheilt wie alle Entzündungskrankheiten, d. h. man reibt zuerst den oberen Teil des Kopfes ein und gibt unmittelbar darauf dem Patienten 3 Esslöffel voll, mit heißem Wasser verdünnt. Dies wird dann alle 10 Minuten wiederholt, sofern es der Patient nehmen kann, bis die Krankheit unterdrückt ist.

Quetschungen (Beulen)

müssen manchmal öfter mit dem Mittel eingerieben werden; bisweilen reicht ein- oder zweimaliges Einreiben. Immer aber ist es gut, so lange anzuhalten, bis die Heilung bewirkt ist. Die Anwendung verursacht keinen Schmerz, aber manchmal sind Quetschungen während der Heilung ziemlich beschwerlich.

Rheumatismus

(Fluss, Ziehen, Reißen in den Gliedern) wird immer erleichtert oder geheilt, wenn man den leidenden Teil mit diesem Mittel einreibt. Es muss dies aber mehrere Tage und selbst Wochen lang 1–2 täglich fortgesetzt werden. Es gibt Fälle, wo es notwendig ist, dass der Patient 2 Esslöffel voll, mit heißem Wasser vermischt, 1 Mal täglich, 12–14 Tage lang, nimmt. Es ist dies eine der hartnäckigsten Krankheiten und sie erfordert große Geduld und Ausdauer. Aber auch sie hat dem Mittel weichen müssen, obwohl manchmal die Anwendung der Bürste nötig war. Es könnten sehr viele Fälle angeführt werden, da solche Personen, welche mit dieser Krankheit behaftet waren, und ihre Winter in großen Schmerzen innerhalb der vier Wände zubringen mussten, durch die Anwendung dieses Mittels in den Stand gesetzt wurden, sich das ganze Jahr ihres Lebens zu erfreuen.

Rückgrat-Krankheiten

haben nach meiner Ansicht ihre Quelle im Kopf. Es wird daher gut sein, wenn man zuerst den oberen Teil des Kopfes mit dem Mittel beim Schlafengehen einreibt. Darauf sollte der Patient am nächsten Morgen eine Stunde vor dem Frühstück 1 oder 2 Esslöffel voll von dem Mittel, wie im allgemeinen, verdünnt nehmen und damit 12 Tage lang oder eben so lange fortfahren, bis die Krankheit entfernt ist.

Wenn der Schmerz durch Einreiben nicht weicht, faltet man weiche Leinwand einige Mal zusammen und legt sie mit dem Mittel gesättigt auf den Teil, wo der Schmerz ist. Dies wird täglich mehrmals wiederholt, wenn das Rückgrat sehr schmerzt. Dabei erhält man die Leinwand immer feucht. Wird das Mittel auf diese Weise 2–3 Tage lang angewendet, so mildert es ganz gewiss den Schmerz, wenn es auch die Krankheit selbst nicht sobald heilen sollte.

Ruhr (rote Ruhr, Dysenterie)

wird, wenn sie heftig ist, so behandelt: Man reibe zuerst den oberen Teil des Kopfes einmal mit dem Mittel ein und nehme unmittelbar darauf 1 oder 2 Esslöffel voll, mit heißem Wasser verdünnt. Dies wird 3–4 Mal täglich wiederholt. Die Krankheit muss schon sehr arg sein, wenn sie nicht in 2–3 Tagen unterdrückt wird: aber Beharrlichkeit ist nötig.

Sausen im Ohr

Anwendung wie bei Ohrenleiden.

Scharlach

Der Kopf und der ganze Körper werden mit dem Medikament einige Male gut angefeuchtet und in ein Stück Leinwand eingewickelt. Die Krankheit wird in einigen Tagen behoben sein.

Gegen Schlaflosigkeit

Bei hartnäckiger Schlaflosigkeit, mag sie nun durch Gemütsleiden oder durch Schwäche der Verdauung veranlasst sein, halte man sich im Bett ein Fläschchen mit reinem Kirschbranntwein bereit, benetze die Hand 2–3 Mal mit demselben und reibe mit eigener Hand, damit keine Erkältung eintritt, zuerst die Gegend dicht unter dem Brustbein, dann die inwendige Seite der Beine, und zuletzt die Fußsohlen, besonders die Fußzehen, worauf sich bald ein stärkender Schlaf einstellen wird.

Schnittwunden

werden am raschesten und in ganz kurzer Zeit geheilt, indem man 3–4 Mal täglich eine Leinwand gut mit diesem Mittel anfeuchtet und den wunden Teil damit umwickelt. Auch kann diese Anwendung so geschehen, dass man die Leinwand darauf liegen lässt, sie muss aber immer feucht erhalten bleiben, indem man täglich öfter ein wenig aufgießt. Das zuerst genannte Verfahren ist aber das bessere.

Schwangerschaft

Schwangere Frauen sollen 1 Mal in der Woche oder alle 14 Tage, aber nicht öfter, während ihrer Schwangerschaft 1 Esslöffel voll des Mittels, mit heißem Wasser verdünnt, nehmen. Dies hat ein gesünderes Kind und eine leichtere Entbindung zur Folge.

Schwindel im Kopf

wird dadurch geheilt, dass man Schädeldecke, Stirn, Schläfen und Nacken mit dem reinen Mittel einreibt. Man möge die Stellen eine halbe Stunde nach der Einreibung mit dem Mittel noch nachreiben. Manchmal tritt die Heilung gleich während der Anwendung ein, manchmal eine Stunde darauf; sie ist auch schon erst nach dem Schlafengehen erfolgt. Es gibt Beispiele, dass diese Krankheit wiederholt wiederkehrt, was aber durch die fortgesetzte Anwendung dieses Mittels leicht unterdrückt wird.

Schwindsucht

Anwendung wie bei Auszehrung.

Seitenstechen

wird sofort gelindert und geheilt, wenn man zuerst den Kopf, die Stirn und die Schläfen, alsdann erst den schmerzenden Teil mit diesem Medikament gehörig einreibt. Fühlt man keine Linderung darauf, so lege man auf den schmerzenden Teil ein gut angefeuchtetes Stück Leinwand. Eine rasche Besserung und Heilung folgt bestimmt darauf.

Stiche von Bienen und Wespen

Werden rasch geheilt, wenn man den betroffenen Teil unmittelbar nach dem geschehenen Stich einreibt. Die Erleichterung ist ebenso augenblicklich als der Anfall, doch glaube ich, hilft es nicht sonderlich, wenn man den Teil hat anschwellen lassen. Die Anwendung hat daher schnell zu geschehen.

Stuhlgang

Anwendung wie bei Darmkrankheiten.

Trübsinn

Anwendung wie bei Nervenkrankheiten.

Unterleibsentzündung

wird geheilt, wenn man 2 Esslöffel voll von dem Mittel, mit heißem Wasser verdünnt, wiederholt und in kurzen Zwischenräumen so lange nimmt, bis der Schmerz entfernt ist. Es ist auch gut, den Unterleib damit einzureiben und ihn mit warmem Flanell zu bedecken, der durch eine darauf gelegte Wärmflasche warm oder selbst heiß erhalten wird. Dieses Verfahren bewirkt die beste Erleichterung und Heilung.

Verbrühungen

werden sehr bald durch dieses Mittel geheilt. Der leidende Teil wird mit der reinen Flüssigkeit eingepinselt. Die erste Anwendung ist schmerzhaft, aber nur kurze Zeit und jeder fernere Gebrauch macht weniger Schmerz. Der Schaden ist bald geheilt, doch muss manchmal etwas Linderndes angewandt werden, wie Talg oder Schweineschmalz, um den Schaden zu beheben.

Verdauungsbeschwerden

wird man leicht beheben, wenn man den oberen Teil des Kopfes einmal einreibt und jeden Morgen 1 oder 2 Esslöffel voll von dem Mittel, mit heißem Wasser verdünnt, einnimmt, bis die Krankheit gewichen ist. Als Besserungsmittel ist es sehr wirksam.

Verrenkungen und Verstauchungen

werden mit diesem Mittel leicht geheilt, manchmal bloß durch Einreiben. Hat dies aber keinen Erfolg, so nimmt man ein langes, ungefähr 5–6 Zentimeter breites Stück Leinwand, sättigt sie mit dem Mittel und umwickelt den Teil mehrere Male damit. In der Regel ist das Übel in einem oder zwei Tagen geheilt. Aber die Leinwand muss die ganze Zeit über durch das Mittel feucht gehalten werden, bis die Heilung erfolgt.

Zahnfleisch-Geschwüre

werden geheilt, indem man ein Stück weiche Leinwand mit dem Mittel sättigt und sie auf den kranken Teil zwischen das Zahnfleisch und die Backe legt. Die beste Zeit dazu ist, wenn man sich zur Ruhe begibt. Es wird auf diese Art der heftigste Schmerz entfernt. Dasselbe Verfahren muss aber mehrere

Nächte hindurch wiederholt werden, um das Geschwür zu entfernen und das Lockerwerden der Zähne zu verhüten.

Zahnpflege

Man gieße ein wenig von dem Mittel 1 Mal wöchentlich oder alle 14 Tage beim täglichen Gebrauch auf die Zahnbürste. Es wird dadurch auch jede Schmerzhaftigkeit in den Zähnen entfernt, die vom Genuss saurer Früchte oder von anderen Ursachen herrühren.

Zahnschmerzen

werden durch ein von mir selbst erfundenes Verfahren geheilt. Man füllt einfach das Ohr auf der Seite des Kopfes, wo der Schmerz ist, mit dem reinen Mittel und lässt dieses 10 Minuten lang im Ohr. In den meisten Fällen wird so der Schmerz entfernt. Ich habe dieses Verfahren selten ohne Erfolg gefunden. Für alle Zähne, nur die hohlen ausgenommen, ist die Heilung in der Regel eine bleibende. Bei hohlen Zähnen kann der Schmerz bei Erkältungen wieder kommen. Man lasse dann das Mittel 5–10 Minuten im Ohr.

Dankschreiben

Eine Auswahl der zahlreichen Zuschriften aus der Zeit zwischen 1921 und 1927

Sehr geehrter Herr Schmid!
Da jetzt nahezu zwei Wochen vergangen sind, seit Sie, lieber Herr, bei uns gewesen sind, so will ich Ihnen nun mitteilen, dass das Mittel, das Sie uns aufgeschrieben haben, bei uns wirklich vorzüglich gewirkt hat. Der Husten und das Asthma sind bereits verschwunden. Auch bei meiner Frau, welche Unterleibs- und Rückenmarkbeschwerden hatte, ist wesentliche Besserung eingetreten. Wir sagen Ihnen recht herzlichen Dank und grüßen Sie in aller Hochachtung,

W. S. und Frau

Herrn Jos. Schmid, Breitestr. 3, Esslingen a. N.
Ich bitte um nochmalige Zusendung Ihres Heilmittels Kirschwasser mit Salz, da es das erste Mal von großer, guter Wirkung war.

Achtungsvoll
G. W., Küchenmeister „Gasthaus zum Ochsen"

Herrn Schmid, hier.
Zu meiner großen Befriedigung kann ich Ihnen mitteilen, dass ich durch das Mittel „Kirschengeist gemischt mit Salz" von meinem Magenleiden ganz geheilt wurde, und somit dasselbe nur jedermann empfehlen kann.

Mit freundlichem Gruß,
Fr. L. W.

Sehr geehrter Herr Schmid!
Auf Anregung eines Verwandten habe ich das von Ihnen ausgegebene Heilmittel „Kirschengeist und Salz" anweisungsgemäß gegen Nervenkopfweh angewandt. Zu meiner größten Verwunderung kann ich Ihnen nach öfterem Gebrauch mitteilen, dass ich vollständig von meinem Leiden befreit bin. Ich will daher nicht versäumen, Ihnen auf diesem Wege meine herzlichste Anerkennung auszusprechen und Sie bei jeder Gelegenheit bestens empfehlen. Hochachtungsvoll

P. O.

Geehrter Herr Schmid!
Da ich und meine Frau durch das Mittel „Kirschengeist vermischt mit Salz" von Kopfweh und Nervenleiden nach einigen Wochen ganz befreit worden sind, danken wir ihnen bestens und empfehlen es jedermann gerne.

Es grüßt Sie, hochachtungsvoll
Georg Straub

Sehr geehrter Herr Schmid!
Ihnen zur gefälligen Mitteilung, dass das Mittel, das Sie meinem Mann verordnet haben, sehr gut gewirkt hat. Schon nach dem vierten Umschlag hatte mein Mann mäßige Erleichterung. Die vom Arzt vorbereitete Operation durfte somit nicht stattfinden. Ich spreche deshalb bei Ihnen meinen innigen Dank aus. Sollte es Ihnen einmal möglich sein, dann sind Sie so gut und kommen Sie wieder bei uns vorbei.

Mit freundlichem Gruß,
C. W.

Geehrter Herr Schmid!
Mit freudigem und dankbarem Herzen ergreife ich die Feder, um Ihnen mitzuteilen, dass ich schon nach einmaligem Gebrauch Ihres werten Mittels von meinen Schmerzen befreit war und kann jetzt, gottlob, meinem Geschäft wieder nachgehen. Sie können sich, lieber Herr, denken, welche Freude es ist, dass ich aus meinem Auge wieder sehe, das ja vom Arzt als unrettbar verloren gegeben war. Auch in meinem Bekanntenkreis hat es guten Erfolg. Nochmals herzlichen Dank.

Hochachtungsvoll grüßt Sie
L. K. mit Familie

Geehrter Herr!
Das Mittel: Branntwein und Salz, hat sich bei meinen zwei Kindern wunderbar bewährt. Das Ohrenlaufen hört vollständig auf, dasselbe kann ich auch von meiner Frau mitteilen, welche mit Ohrensausen stark behaftet war. Nun gelten alle drei als gesund, wofür ich Ihnen meinen innigsten Dank ausspreche und Sie auch anderweitig empfehlen werde.

Hochachtungsvoll,
G. Sch.

Geehrter Herr Schmid!
Hiermit möchte ich Ihnen mitteilen, dass Ihr Mittel „Branntwein mit Salz", welches mir von Bekannten empfohlen wurde, auch mir mit meinem Rheumatismusleiden große Erleichterung gebracht hat. Seitdem ich dasselbe im Gebrauch habe, fühle ich mich bedeutend wohler denn zuvor. Ich kann es also bestens weiterempfehlen und sage Ihnen, Herr Schmid, herzlichen Dank.

Hochachtungsvoll,
Gottlob Müller

Sehr geehrter Herr Schmid!
Mit Ihrem angegebenen Mittel „Kirschengeist gemischt mit Salz" bin ich zu meiner großartigen Freude von meinem seit vielen Jahren schmerzhaften Leiden an Neurasthenie, wo mir niemand helfen konnte, ganz geheilt worden und kann dieses Mittel nur jedermann aufs Beste empfehlen.

Mit vorzüglicher Hochachtung spreche ich hiermit meinen herzlichen Dank aus.

A. Schwarz

Geehrter Herr Schmid!
Zu meiner großen Freude kann ich Ihnen die Mitteilung machen, dass ich durch Ihr angegebenes Mittel vollständig von meiner Gesichtsrose geheilt wurde. Ich kann es jedermann empfehlen.

Hochachtend,
E. H.

Geehrter Herr Schmid!
Wurde durch Ihr Mittel „Branntwein mit Salz" von meinen Zahnschmerzen befreit. Möchte Ihnen meinen besten Dank sagen und empfehle es gerne weiter.

Achtungsvollst, *K. H.*

Sehr geehrter Herr Schmid!
Es freut mich außerordentlich, Ihnen heute mitteilen zu können, dass mein Magenleiden nach einmaligem Gebrauch Ihres Mittels sofort der Besserung entgegen gegangen ist, sodass ich nun wieder alle Speisen zu mir nehmen kann. Spreche Ihnen hiermit meinen herzlichen Dank aus und kann Ihr Mittel jedermann aufs Beste empfehlen.

Freundlich grüßend,
Ludwig Hummel

Sehr geehrter Herr Schmid!
Zu meiner größten Freude kann ich Ihnen mitteilen, das ich diesen Winter dank Ihrer Mittel nicht wieder krank wurde. Habe jeden Morgen nüchtern 2 Esslöffel voll genommen und konnte so von der schweren Grippe befreit werden, die ich schon jahrelang jeden Winter im Bett verbringen musste.

Achtungsvoll, *M. Wolff*

Werter Herr Schmid!
Durch Ihr Mittel „Kirschbranntwein mit Salz" wurde ich schon nach Gebrauch von 14 Tagen von meinem Rheumatismus befreit, und sage Ihnen meinen besten Dank. Werde es auch sonst empfehlen.

Achtungsvoll,
Wilhelm Heß

Sehr geehrter Herr Schmid!
Habe von meines Mannes Kollegen von Ihrem werten Mittel „Kirschengeist und Salz" erfahren. Da es mir mit meinem Rheumatismus, seit ich dasselbe anwende, weit besser geht, möchte ich Ihnen dieses Dankschreiben zukommen lassen. Ich wende es seit etwa 5 Wochen an und hoffe, dass ich mit Gottes Hilfe bald ganz davon befreit sein werde, obwohl ich schon lange leidend bin. Werde Ihr Mittel auch anderweitig bestens empfehlen und grüße Sie in aller Hochachtung,

M. L.

Geehrter Herr Schmid!
Ich habe vier Jahre lang einen offen Fuß, den Knochenfraß. Seit drei Jahren war er zugeheilt und fängt dann wieder an, sofort habe ich das Mittel von Ihnen, Salz mit Kirschengeist, angewendet, und mein Fuß war in acht Tagen wieder vollständig hergestellt. Werde deshalb Ihr Mittel jedem empfehlen.

Hochachtungsvoll,
Gertrud Wolff

Geehrter Herr Schmid!
Zu meiner großen Freude teile ich Ihnen mit, dass mein Schwindel und Blutandrang zum Kopf durch Ihr Mittel verschwunden ist, auch meine geschwollenen Füße sind durch Umschläge wieder ganz normal und habe Ihr Mittel schon öfter empfohlen. Mit aller Hochachtung spreche ich hiermit meinen besten Dank aus.

R. Baur

Sehr geehrter Herr Schmid!
Ihr Mittel, Kirschgeist mit Salz, hat mir bei Nervenschmerzen große Erleichterung gebracht. Heute Nacht weckte mich ein Schmerz über der linken Hüfte, welcher immer heftiger wurde, so dass ich mir nicht zu helfen wusste. Ich befolgte Ihren Rat, nahm ein Stück alte Leinwand, legte dieselbe vierfach zusammen und tränkte dieselbe gut mit dem Mittel. Nach 10 Minuten des Auflegens auf die schmerzende Stelle war der Schmerz verschwunden und kann ich das Mittel jedem sehr empfehlen. Nehme dasselbe auch jeden Morgen und Abend ein nach Ihrer Verordnung. Danke Ihnen herzlich für das gute Hausmittel, welches ich nie ausgehen lassen werde.

Berta Müller

Sehr geehrter Herr Schmid!
Mit großer Freude kann ich Ihnen mitteilen, dass ich Ihr Mittel bei hartnäckig aufgetretenen Kopfschmerzen angewendet habe und schon nach zweimaligem Einreiben vollständig befreit wurde. Außerdem hat meine Frau bei heftigen Magenschmerzen dasselbe mit sehr gutem Erfolg angewendet, wofür ich und meine Frau bestens danken und das Mittel bei Bekannten gerne empfehlen.

Mit freundlichem Gruß,
Landjäger W.

Sehr geehrter Herr Schmid!
Indem ich durch Ihr Mittel, das mir von Bekannten empfohlen wurde, von meinem Nervenleiden und Rheumatismus fast ganz hergestellt bin, möchte ich Ihnen meinen besten Dank aussprechen. Ich kann das Mittel bestens empfehlen.

Achtungsvollst,
G. M.

Geehrter Herr Schmid!
Indem ich durch Ihr Mittel, das mir von einem Nachbarn empfohlen wurde, „Branntwein mit Salz", von meiner Grippe und meinen Zahnschmerzen befreit wurde, möchte ich Ihnen meinen herzlichen Dank sagen und werde es gerne weiter empfehlen.

Freundlichen Gruß,
Gottlieb Munk

Sehr geehrter Herr Schmid!
Habe zufällig von einem guten Bekannten Ihr wertes Mittel „Kirschgeist gemischt mit Salz" erfahren. Habe solches für mich sowie auch für meine Schwiegermutter gegen Augenentzündung angewendet. Kann Ihnen zu meiner großen Freude mitteilen, dass es uns beiden geholfen hat und werde es jedermann aufs beste empfehlen.

Hochachtungsvoll,
Anna Stoll

Sehr geehrter Herr Schmid!
Ihr vorzügliches Mittel, Schnaps mit Salz, habe ich bisher in jedem Fall mit bestem Erfolg angewendet. Namentlich bei starkem Kopfweh habe ich die schmerzenden Stellen damit eingerieben und war in einigen Minuten davon befreit. Bei Schmerzen im Rücken habe ich dieselben Erfolge erzielt; noch 1–2 Löffel voll davon eingenommen, glaube ich einer starken Grippe vorgebeugt zu haben. Ich wende Ihr Präparat auch in gesunden Tagen innerlich sowie äußerlich an und fühle mich dadurch bedeutend gestärkt. In keiner Familie sollte Schnaps mit Salz mehr fehlen. Ihnen, geehrter Herr Schmid, möchte ich auf diesem Wege noch meinen herzlichsten Dank aussprechen!

Hochachtungsvoll,
Frau E. Plankenhorn

Sehr geehrter Herr Schmid!
Ihnen zur gefälligen Mitteilung, dass das Mittel, wo ich von Ihnen gekauft habe, Branntwein und Salz, für meine Kopfschmerzen sehr schnell gewirkt hat. Ich spreche deshalb bei Ihnen meinen innigen Dank aus.

Hochachtungsvoll grüßt Sie,
M. C.

Sehr geehrter Herr Schmid!
Mit dem mir empfohlenen Mittel „Branntwein gemischt mit Salz" wurde ich von meinen Ohrenschmerzen befreit und kann es jedermann empfehlen.

Mit freundlichem Gruß,
Chr. Wahle

Sehr geehrter Herr Schmid!
Fühle mich gezwungen, Ihnen meinen Dank auszusprechen. Durch Anwendung Ihres geschätzten Mittels „Schnaps mit Salz" bin ich von einem mehrjährigen hartnäckigen Nervenleiden befreit worden. Selbst die durch einen Nervenschlag verursachte Lähmung der rechten Seite ist durch fleißiges Einreiben vollständig geheilt worden, so dass ich wieder unbehindert umhergehen kann. Ich werde fernerhin Ihr geschätztes Mittel jedermann bestens empfehlen, und werde bestrebt sein, Ihr Mittel unter die leidende Menschheit zu verbreiten.

Mit aufrichtiger Dankbarkeit,
Hans Weizenegger

Sehr geehrter Herr Schmid!
Ich möchte Sie bitten, mir eine Flasche Kirschengeist mit Salz zu senden, reibe ich die schmerzhaften Stellen ein, so verschwand der Schmerz, indem ich schon sieben Jahr sehr leidend bin. Rheumatismus und Nerven noch die Hauptsache ist, ich kann das Mittel bestens empfehlen, indem ich ja erst ein Fläschchen gehabt habe.

Hochachtungsvoll,
M. G.

Herrn J. Schmid
Vor einem halben Jahr bin ich in den Besitz Ihres wertvollen Büchleins, die Selbsthilfe, gekommen. Ich bin sehr zufrieden mit dem Buche, es hat mir schon manches Mal gute Dienste geleistet. Ich spreche Ihnen meinen verbindlichsten Dank aus. Auf Anregung von Freunden und Bekannten möchte ich Sie bitten, mir 10 Stück (Die Selbsthilfe) per Nachnahme zu übersenden. Zum Voraus bestens dankend zeichnet mit Hochachtung

D. L.

Nachträge

welche auch im Ausland das Medikament Branntwein mit Salz als ein Wunder wirkendes, bei den verschiedenen Krankheiten mit großem Erfolg angewandtes Mittel erwiesen, zeigen nachfolgende Beschreibungen:

Mein Herr,
ich nehme mir die Freiheit, durch Ihr geschätztes Blatt dem Publikum Bericht über ein sehr wirksames Mittel gegen Entzündungen zu erstatten, das ich vor etwa fünf Jahren in Frankreich entdeckt habe. Ich glaube nicht, dass es, so einfach auch seine Bereitung ist, vorher bekannt war; leicht anzufertigen, da es eben nur aus Branntwein und Salz besteht, ist es gleichwohl so überraschend in seiner Wirkung, dass ich es, gegen Entzündungen angewendet, in unzähligen Fällen stets unfehlbar geheilt habe.

Die Mischung besteht aus einem Liter Branntwein und 8 Esslöffeln voll Kochsalz. Nach wenigen Minuten schon kann man zum Gebrauch schreiten. Doch tut man am besten, sich ein Fläschchen voll davon zu bereiten und dann nötigenfalls Gebrauch davon zu machen.

Bei äußerer Anwendung erweist sich dieses Mittel ebenso wirksam bei Quetschungen (Beulen), Verrenkungen, Brand, Verbrühungen, Schnitten, Bissen von giftigen Schlangen, Wespen- und Bienenstichen. Hat man den entzündeten Teil einige Male damit eingerieben, so ist das Übel in den allermeisten Fällen entfernt. Man kann es ganz sicher, ohne irgendeinen Nachteil, anwenden. Von ebenso großem Erfolg hat es sich bei Beschwerden in den Eingeweiden, z. B. bei Kolik, Cholera, bei heftigem Durchfall und Erbrechen erwiesen; in diesen Fällen aber muss man mit einer zweimal größeren Portion heißen Wassers das angegebene Maß von Branntwein und Salz verdünnen und das Ganze so heiß als möglich trinken.

Ich will Ihnen unter sehr vielen Tatsachen nur ein paar anführen. Ein Schnitter wurde von einer Schlange in die Brust gebissen, während er auf einer Weide schlief; in wenigen Stunden war er so geschwollen, dass er kaum mehr atmen konnte und jede Minute zu sterben fürchtete. Nach der Anwendung von Branntwein und Salz war er in weniger als einer Woche wieder vollkommen arbeitsfähig. Zur nämlichen Zeit lag ein armer Mann im Spital tödlich danieder, den zwölf Monate früher eine Schlange gebissen hatte; seine Wunde war so unausstehlich, dass man kaum in seiner Nähe verweilen konnte. Dieser Fall führt mich zu dem Gedanken, Branntwein und Salz könnten auch gegen den Biss eines wütigen Hundes helfen und das Gift unschädlich machen; dies zu erproben, fehlte mir bis jetzt noch die Gelegenheit.

Ein Zimmermann fiel von einer Leiter und verletzte sich das Rückgrat. Drei Wochen lang litt er entsetzliche Schmerzen. Schon nach einer Viertelstunde verschaffte ihm die Anwendung dieses Mittels Erleichterung – und nach zwei bis drei Tagen war er wieder wie gewöhnlich bei seiner Arbeit.

Ein armer Mann hatte von einer Überanstrengung schon sechs Jahre einen Schaden an seinem Bein. Zur Zeit, da er dieses Mittel anwendete, war es so entzündet und angeschwollen, dass er nicht arbeiten konnte. Wenn er sich von der Stelle bewegen wollte, so musste er mit großer Mühe, sozusagen auf allen Vieren, kriechen. Kurze Zeit darauf kam er und dankte mir für mein Mittel. Er versicherte mir, die Entzündung und die Geschwulst seien gänzlich verschwunden, der Schaden indes sei, obwohl besser, doch noch nicht geheilt, aber er könne arbeiten.

Schließlich erlaube ich mir, auszudrücken, wie sehr mich die Herausgeber anderer Blätter verbinden würden, wenn sie diese Mitteilung einrückten, da mir gar sehr an der allgemeinen Bekanntwerdung dieses Mittels liegt, und ich überzeugt bin, dass durch seine Anwendung die Zahl der Leiden, welche von Entzündung herrühren, beträchtlich vermindert würde.

Verwichenes Jahr nahm ich mir die Freiheit, durch Ihr geschätztes Blatt öffentlichen Bericht über die Erfindung eines Mittels gegen verschiedene Übel des menschlichen Körpers, besonders aber gegen Entzündungen, äußere sowohl als innere, und gegen die Migräne zu erstatten. Seitdem nun habe ich viele Gelegenheiten gehabt, es zu prüfen, und ich kann mit allem Grund der Wahrheit sagen, dass er sich ausgezeichnet erfolgreich gezeigt hat und nur äußerst selten fehlschlug. Unter anderem hatte ich auch Gelegenheit, es gegen einen Krebsschaden zu versuchen. Ein junger Mensch hatte ein Krebsgeschwür an der Nase bekommen und zwar, als ich ihn sah, schon vor sechs Monaten. Er hatte viele Mittel angewendet, aber ohne alle Erleichterung. In den letzten zwanzig Tagen wurde die Qual fast unerträglich und er fühlte bereits auch großen Schmerz im Schlund und unter dem Ohr. Er hatte schon zwanzig Nächte nicht schlafen können. Ich riet ihm die Anwendung meines Mittels an, das ihm augenblickliche Erleichterung verschaffte; er schlief nachts darauf und in der Zeit von einem Monat war er vollkommen geheilt. Er gebrauchte das Mittel folgendermaßen: Er wusch (rieb) sich den ganzen Kopf ein, ehe er zu Bette ging, und schlief in seiner Nachthaube. Das „Einwaschen" des Kopfes war nicht öfter als 2 Mal nötig. Am nächsten Morgen nahm er zwei Esslöffel voll, verdünnt mit 4 Esslöffeln voll siedenden Wassers und trank dies so heiß als möglich. Er setzte dies 6 Mal fort, immer über den anderen Morgen, und nahm es immer eine Stunde früher, ehe er etwas aß. Den Krebsschaden wusch er täglich 3–4 Mal.

Es gibt verschiedene Krankheiten, gegen welche nach meinem Dafürhalten dieses Mittel äußerst ersprießlich ist, wo ich aber noch keine Gelegenheit zur Anwendung fand. Bei allen Nervenkrankheiten, welche oft zum Wahnsinn führen, glaube ich, würde das Einreiben des Kopfes damit, und wenn man es einige Male mit Wasser verdünnt nähme, dem Übel Einhalt tun. Und selbst bei lange andauerndem Wahnsinn zweifle ich nicht, dass sein Gebrauch von beträchtlichem Vorteil sein würde, indem es, wie gesagt, dem Leidenden Erleichterung, wenn auch nicht völlige Herstellung verschafft. Ich zweifle ferner nicht, dass es jede schlimme Folge des Bisses von einem wütenden Hunde fern halten würde, wenn die Person es noch an dem nämlichen Tage, wo sie gebissen wurde, anwendete, d. h. die Wunde öfter damit auswüsche und einriebe. Es gibt verschiedene Beschwerden, denen wir nicht ausgesetzt sind, z. B. die Pest der Türkei, das schwarze Fieber in Westindien und manche andere, wozu ich die orientalische Cholera, die Schlangenbisse in allen tropischen Klimaten rechnen möchte. Ich glaube, dass es, nachdem der Magen von jeder Art Gift durch die Pumpe gereinigt worden ist, von sehr großem Nutzen ist, dem Patienten einige Löffel voll mit heißem Wasser verdünnt zu geben.

Ich bin in meiner Umgebung oft durch die Bemerkung überrascht worden, dass Personen, von sehr bleicher Gesichtsfarbe und eben nicht aus den begünstigten Ständen, stark, schön und blühend wurden, nachdem sie Branntwein und Salz auf die von mir empfohlene Weise gebraucht hatten. Es tut daher jedermann, der eine gesunde Gesichtsfarbe haben und die Freude einer guten Gesundheit genießen will, wohl daran, wenn er das Mittel anwendet. Für die Galligen ist es ganz gewiss von hohem Vorteil; und allen ohne Unterschied darf ich sagen, dass mir noch nie ein Fall bekannt wurde, wo es nur irgend welchen Nachteil brachte; es war stets von solchem Erfolg begleitet, dass ich es Universalmittel nennen möchte. Wo sich kein Erfolg zeigte, war entweder der Branntwein nicht gut, oder es wurde nicht richtig angewendet, z. B. man wusch bei Kopfweh bloß die Stirn, während man hätte den ganzen Kopf gut einreiben und die Haare sehr nass machen sollen.

Wenn die Ermahnungen eines so geringen Mannes, wie ich bin, irgend einen Eingang finden sollten, so möchte ich dem Reichen wie dem Armen und jedem einflussreichen und menschenfreundlichen Manne zurufen: Suche auf alle dir nur mögliche Weise das Mittel bekannt zu machen und zur rechten Anwendung zu bringen – alsdann wirst du deinen Mitmenschen eine größere Wohltat erweisen, als wenn du ihnen die größte Summe Geldes gibst. Daher möchte ich alle Fabrikbesitzer ermahnen, eine Flasche davon für mögliche Fälle in Bereitschaft zu halten und auch denen, welche viele Arbeitsleute haben, damit sie bei einem plötzlichen Unfall gleich helfend zur Hand sein können. Ich bin überzeugt, man erhält auf solche Weise seine Leute arbeitsfähig und verhütet viel Jammer.

Ich möchte endlich alle diejenigen ermahnen, welche die frohe Botschaft des Evangeliums in ferne Länder bringen, sich mit dem Mittel gehörig vertraut zu machen, und sie werden auf diese Weise zugleich die frohe Botschaft der Gesundheit mitbringen – ein mächtiges Mittel zur Einführung des Christentums, und ein um so empfehlenswerteres, als seine Anwendung in so manchen bedenklichen Fällen gleichsam Wunder wirkt. Wie oft habe ich Personen gesehen, die so leidend waren, dass sie nicht mehr wussten, was sie mit sich anfangen sollten, und in fünf bis sechs Minuten sich so erleichtert fühlten, dass sie fast hergestellt waren, so lange ich bei ihnen stand und ihnen die Anwendung des Mittels zeigte. Und in solchen Fällen halte ich mich für mehr belohnt, als durch irgendetwas anderes, da ja das Wohlsein ein so großes Gut ist.

Anfangs, ich gestehe es, zweifelte ich bei seiner Anwendung an meinen Untergebenen nicht wenig am Erfolg, da es nun aber meines Wissens noch nie nachteilig gewirkt hat, so ist jetzt diese Besorgnis gänzlich verschwunden und ich kann es in den meisten Krankheiten sicher empfehlen; nur gebrauche man es mit Mäßigung. Schließlich bitte ich, es möge niemand durch die Unbedeutendheit der Person, welche so frei ist, obiges Mittel zu empfehlen, von seinem Gebrauche sich abhalten lassen; denn obwohl ich bei diesen Zeilen hauptsächlich den Armen im Auge habe und womöglich dem so großen Jammer vorbeugen möchte, der so manche Familie infolge der Krankheit eines ihrer Glieder heimsucht, so dürfte es doch für alle, vom Höchsten an bis zum Niedrigsten, von Vorteil sein. Ich spreche daher den herzlichsten Wunsch aus, es möge niemand an der Bekanntmachung dieses Mittels Anstoß nehmen. Ich selbst aber fühle mich durch die Freude hinreichend belohnt, dass ich das geringe Werkzeug in den Händen Vorsehung zur Verbreitung der Kenntnis eines so großen Gutes gewesen und ausersehen worden bin, durch mein Schriftchen zur Erleichterung des Elends und zur Beförderung der Wohlfahrt nicht bloß meines Vaterlandes, sondern der ganzen Welt beitragen zu dürfen. Da ich von dem Mittel Branntwein und Salz, welches Herr William Lee zu Laferté in Frankreich erfunden hat, eine so wohltätige Wirkung erfahren habe, und mich in Leeds befinde, so halte ich es für meine Pflicht, dies ebenso öffentlich bekannt zu machen, wie ich es in Hull getan habe. Ich hatte ein schlimmes und entzündetes Bein, welches seit sieben bis acht Monaten der besten wunderärztlichen Hilfe spottete, die nur angewandt werden mochte und der

Schmerz war von der Art und die Aussicht zur Heilung so gering, dass ich befürchten musste, mein Bein müsse abgenommen werden. Da ich keine Möglichkeit einer Erleichterung weder bei Tag noch bei Nacht sah, machte ich auf eine Anzeige des Herrn William Lee in einer Leedser Zeitung den Versuch mit seiner Erfindung, und ich freue mich jetzt sehr, Ihnen mitteilen zu können, dass mir schon die erste Anwendung gut tat und nach einem Monat das Bein von seiner Wunde geheilt war und jetzt ganz gesund ist, wie Sie diesen Morgen auf Ihrem Geschäftszimmer selbst sahen. Und ich setze hinzu, dass die Heilungen, welche es bewirkt, fast unglaublich sind. Wer hierüber Näheres zu erfahren wünscht, möge mich in meiner Wohnung zu Hull besuchen. Da ich dem Herrn Lee so großen Dank schuldig bin, und höre, dass er in Leeds ist, so bezeuge ich ihm mit vielem Vergnügen hiermit meine dankbare Hochachtung.

J. Vallance

Aus dem „Liverpool-Standard" vom 9. Juni

Branntwein und Salz. – Wir sind soeben von einem auffallenden Beispiel der heilenden Wirkungen dieses einfachen Mittels in Kenntnis gesetzt worden. Herr Simpson, ein achtbarer Handelsmann zu Great Yarmouth, wurde vor ungefähr einem Monat von einem gichtischen Schlage getroffen, der ihn des Gebrauchs einer Seite beraubte. Als ein Sohn, der in Liverpool wohnt, diese betrübende Nachricht bekam, schickte er eine von den Flugschriften über „Branntwein und Salz" nach Hause. Auf des Sohnes Anraten wurde das Mittel äußerlich angewendet und innerlich genommen, und Herr Simpson, den man vor drei Wochen aufgegeben hatte, ist soweit wieder hergestellt, dass er seinen Geschäften mit der gewohnten Pünktlichkeit nachgehen konnte.

Ferner eine Zuschrift an das britische Volk und insbesondere an die Krankenhaus-Ärzte und –Verwalter, Statthalter in Kolonien und Missionsvorstände

Der Verfasser dieser Zuschrift, ein einfacher Mann, könnte leicht als anmaßend erscheinen, indem er damit vor die Bewohner dieses großen Reiches tritt. Allein sein eigenes Interesse veranlasst ihn nicht dazu, sondern eine Erfindung, die er vor mehreren Jahren machte, welche obwohl sehr einfach, doch für die Gesundheit des Menschen sehr vorteilhaft und daher für sein Glück ganz zuträglich ist. Unter den medizinischen Entdeckungen hält er diese für die größte, ja er darf vielleicht mit Recht sagen, für die größte, die je zur Offenkunde kam. Es gibt viele, welche Geld anhäufen, allein zur Gesundheit, der wahren Freude des Lebens, verhelfen sie nicht. Durch den mäßigen Gebrauch dieses wohlfeilen und in fast allen Fällen heilsamen Mittels werden Krankheiten, Schäden und Lähmungen aller Art geheilt, wie ich bei unzähligen Gelegenheiten nicht bloß an mir selbst, sondern an meinen Freunden, Nachbarn, Dienern und Arbeitern erfahren habe, für deren umständliche Beschreibung kein periodisches Blatt Raum hätte.

Es heilt nicht bloß gewöhnliche Krankheiten, sondern auch solche, welche lange Zeit für unheilbar ohne die Anwendung des Messers gehalten wurden; es ist bei Krebsschäden äußerst wirksam, deren es schon mehrere geheilt hat. Und ein besonderer Vorteil dabei ist, dass die Heilungen schmerzlos geschehen.

Vielleicht werden viele wegen seiner Allgemeinheit ungern zu seinem Gebrauche schreiten, aber ich kann versichern, dass durchaus keine schlimme Wirkung davon zu befürchten ist, im Gegenteil, ich kann in Wahrheit versichern, dass es nie den mindesten Nachteil bringt und ich schreibe nicht ohne Erfahrung. Ich kann die Heilung der Krankheiten durch dasselbe nur durch die Voraussetzung erklären, dass überhaupt alle Krankheiten ihren Anfang und ihre Fortsetzung in Entzündung haben, gegen welche es das wirksamste, wie ich glaube, bisher bekannte Heilmittel ist. Rührt die Entzündung von einem Beinbruch her, so halte ich dies Mittel für sehr vorteilhaft, und bei unheilbaren Schäden in unseren Spitälern, wo gar viele ein elendes Dasein durch schlaflose Nächte von einem Tag zum andern hinschleppen, dient dieses Mittel zur großen Erleichterung, als es den Leidenden während der Nacht Schlaf erwirkt und nach vierzehntägiger Anwendung sie befähigt, das Spital zu verlassen und ihre Arbeit wieder fortzusetzen. Ich zweifle nicht im Geringsten, dass von denen, welche an solchen Schäden leidend behandelt werden, die Hälfte in einem Monat davon befreit wird. Und ungeachtet dieses überraschenden Erfolges besorge ich dennoch, es möchten die Ärzte nicht leicht nach diesem Mittel greifen, weil es in der Welt nicht unter dem Namen eines ausgezeichneten Gelehrten eingeführt worden ist. Indes mögen sie bedenken, dass ja schon manche nützliche Erfindung von Männern herrührt, die verhältnismäßig nur geringe Gelehrsamkeit besaßen, während die Wissenschaft zu dieser Erfindung nichts beitrug. Mich hat auch nur die Stellung, in der ich mich befinde, darauf geführt und zugleich in den Stand gesetzt, seine vielen guten Eigenschaften in gewisse Erfahrung zu bringen, da es bei meinen vielen Dienstboten und Arbeitsleuten allgemein angewendet wird.

Kommt diese Ansprache jemand in Händen, der seinen Mitmenschen Gutes zu tun wünscht und dem es möglich ist, sie in jene Länder zu verbreiten, wo Entzündungskrankheiten vorherrschen, wie die Pest in der Türkei, das schwarze und gelbe Fieber in Westindien, Sierra Leone und in anderen Teilen Afrikas, die Cholera in Ostindien, nebst all den Bissen und Stichen von schädlichen vierfüßigen und kriechenden Tieren, so wird er diesen Ländern eine bleibende Wohltat erzeigen, da dies Mittel nur bekannt zu werden und in Anwendung zu kommen braucht, um nie mehr vergessen zu werden. Ich bitte daher alle solche Personen, sie möchten die Gäste haben und die Kenntnis dieses Mittels ebenso frei verbreiten als hier seine Erfindung mitgeteilt wird.

Obwohl ich aus der bisherigen Kenntnis der Tatsachen, welche in dieser Zuschrift niedergelegt sind, bezeugen kann, dass es alle die angeführten Krankheiten geheilt hat. In einer benachbarten Stadt waren drei Familien, deren Kinder mit dem Zittermal am Kopf behaftet waren und denen es empfohlen wurde; zwei von den Frauen wandten es an, indem sie den oberen Teil des Kopfes ihrer Kinder damit einwuschen, und sie wurden bald geheilt, ja schon beim ersten Gebrauch machte sich die Wirkung fühlbar. Die dritte Frau verschmähte es und die Kinder litten noch lange Zeit. Eine mir bekannte Frau hatte eine Krankheit, die im Anfang leicht geheilt worden wäre, doch als man ihr den Gebrauch unseres Mittels dringend anriet, sagte sie, sie wolle durch dasselbe nicht geheilt werden, und da sie nun tot ist, so wurde sie auch durch kein anderes geheilt.

Welchen Personen es nicht gut tut:

Es gibt viele Personen, denen es nicht gut tut, und das sind diejenigen, welche keinen Gebrauch davon machen wollen. Indes hoffe ich, ihre Anzahl werde täglich geringer werden, denn hat jemand einmal bei irgend einer Krankheit es angewendet, so zeigt es sich so offenbar wohltätig, dass man mit Zuversicht annehmen darf, er werde nicht verfehlen, es im Bedarfsfall wieder anzuwenden. Es erfordert lediglich die sehr einfache Erwägung, wie man es bei einer Krankheit anwenden soll, äußerlich oder innerlich und alsdann hat man nicht die geringste schlimme Wirkung davon zu befürchten. Eine ziemlich langjährige Erfahrung hat mich überzeugt, dass es nie irgend einen Schaden getan hat, sondern seine Wirksamkeit viel mehr gewiss ist, wenn man es recht anwendet.

Entzündung

Ich habe in einer Zeitung gelesen, dass ein Arzt in einer Abhandlung bewies, dass Krankheiten aller Art aus Entzündungen entstehen; dies trifft mit meiner Meinung und Beobachtung überein, und verhält es sich so, dann überrascht es nicht, dass dieses Mittel fast jede Krankheit, bei welcher es in der rechten Weise angewendet wurde, geheilt oder sehr erleichtert hat; allein die Allgemeinheit seiner Wirkung galt bei manchen als ein Einwurf dagegen. Eine Frau, der es empfohlen ward, sagte: „Ich habe keinen Glauben daran. Sie sagen ja, es heile so viele Krankheiten; würden Sie sagen, es heile nur eine, so könnte ich es gegen diese anwenden, da Sie aber sagen: so viele, so wende ich es gar keine an." Dies mag klug sein; allein da ich aus Erfahrung weiß, dass es bei Kopf-, Ohren- und Zahnweh hilft, Entzündung in den Augen, Fieber, Kolik, Seitenstechen, Frostbeulen, Brandwunden, Verbrühungen, Krebsschäden und viele andere Krankheiten und Schäden heilt, so würde ich meiner Pflicht nicht nachkommen, wenn ich es nicht dagegen empfehlen würde.

Kinderkrankheiten

Kinder im Alter von vier Jahren und darunter werden geheilt, indem man ihnen den Oberteil des Kopfes nur einmal damit einreibt. Ich habe so viele Beweise hiervon, dass ich mit großer Zuversicht sprechen kann. Nur einen einzigen Fall weiß ich, wo es nicht half und das war ein Hautausschlag, bei allen anderen Krankheiten oder Schwächen hat es sich heilsam gezeigt. Ich könnte viele Beispiele aus dem Dorfe in der Nähe meines Landsitzes anführen; und diese Kinder waren weit gesünder und schöner als solche, deren Kopf man mit dem Mittel nicht eingerieben hatte. Ich ward einmal auf eine meiner Meiereien gerufen und fand drei Kinder im kalten Fieber; sie lagen in einem starken Schweiße. Das älteste war neun Jahre alt, die anderen zwei waren unter drei Jahren, ihnen allen wurde der Oberteil des Kopfes eingerieben. Noch während der Operation wurde ein jedes besser und ehe ich das Haus verließ, zeigten sie sich frei von Schmerz. Ich besuchte sie nach der Hand nicht mehr, aber ich erkundigte mich sehr oft nach ihnen und ihr Vater sagte, es sei nie wieder ein Fieberanfall gekommen. Die überraschenden Wirkungen dieses Mittels infolge des Einreibens des Oberkopfes besonders bei Kindern, lässt mich die allgemein aufgestellte Ansicht anzweifeln, dass Kopfschmerzen vom Zustande des Magens herrühren; und ich bin aus Beobachtung überzeugt, dass der Zustand des Kopfes nicht bloß auf den Magen, sondern auf alle übrigen Teile des menschlichen Leibes einwirkt. Es herrschte hierüber bis jetzt nach meinem Dafürhalten ein Irrtum unter den Ärzten, und ich zweifle nicht, dass sie über mich ungehalten sein werden, weil ich mich unterstehe, die allgemein angenommene Meinung in Zweifel zu ziehen. Da jedoch meine Ansichten auf strenge Beobachtung und auf Tatsachen gegründet sind, so ersuche ich sie, sie möchten (unter dem freimütigen Zugeständnis, dass auch die allgemeinst angenommenen Vorstellungen irrig sein können) ihre Aufmerksamkeit der Untersuchung dieser wichtigen Wahrheit zuwenden. Doch mögen sie auch zu irgendeinem Schlusse kommen, so können sie doch die Tatsache nicht in Zweifel ziehen, dass Kinder geheilt werden, wenn man ihnen den oberen Teil des Kopfes mit diesem Mittel einreibt.

Krebsschäden

Es wurde von mir in sechs Fällen angewendet und fünf davon heilte es ganz schmerzlos. Schon die erste Anwendung schmerzte nicht, sondern erleichterte. Drei davon waren sehr schwierig und hafteten schon lange. Die zwei anderen waren im Beginnen und beim sechsten wurde es nur einmal angewendet, wo es eine große Blutung verursachte, die nach meiner Meinung notwendig war, da sich der Leidende viel besser daraufhin befand. Allein seine Freunde wurden beunruhigt; sie riefen seine ärztlichen Ratgeber herbei (da er ein reicher Mann war, so hatte er die besten im Orte); diese zeigten sich sehr aufgebracht über die Anwendung dieses Mittels und sagten, sie würden nicht mehr wieder kommen, wenn er in seinem Gebrauche fortführe. Er versprach daher, es nicht wieder zu gebrauchen, und ich glaube, er hielt sein Versprechen, da er nach weniger als zwölf Monaten starb, während nach den anderen zu urteilen, er gewiss geheilt worden wäre, wenn man ihn von seiner Anwendung nicht abgebracht hätte. Die übrigen fünf waren arm, und sind hergestellt und leben noch. Der Reiche wurde nicht geheilt und starb. Es tut mir dies leid; denn er soll ein würdiger Mann gewesen sein.

Nervenaffektion (Tiefsinn oder Affektion der Nerven)

wird fast immer verhindert, wenn man den oberen Teil des Kopfes 2–3 Mal mit diesem Mittel einreibt. Aber es muss jedes Mal zehn Minuten bis eine Viertelstunde lang tüchtig eingerieben werden; und es ist zur größeren Sicherheit der Heilung auch gut, wenn man 12 Morgen nacheinander nüchtern 2 Esslöffel voll, mit heißem Wasser verdünnt, einnimmt. Ich habe zwei Fälle gehabt, wo ich es von ganz entgegen gesetzten Seiten geprüft habe, und ich bin so glücklich, sagen zu können, dass es in beiden Fällen heilsam war.

Der andere Fall betraf eine Frau, welche einen Nervenanfall bekam. Sie war sehr niedergeschlagen. So ging es mehrere Wochen fort. Zu Zeiten war sie äußerst aufgeregt. Sie ist sehr liebenswürdig, ihre Gesellschaft war aber eine um so größere Verlegenheit für ihre Freunde. Sie widersetzte sich der Anwendung des Mittels, aber zuletzt wurde doch Gebrauch davon gemacht; sie ist nun sehr wohl und ist es seitdem immer geblieben, obwohl jetzt schon mehrere Monate seit ihrem Unwohlsein verflossen sind. Ich glaube, die Hauptursache dieser Krankheit liegt im Kopfe, aber ich meine, es ist gut für den Patienten, wenn er mehrere Morgen nacheinander nüchtern zwei Esslöffel voll von dem Mittel, mit heißem Wasser verdünnt, nimmt. Und ich erlaube mir hier, die Herren, welche in Irrenanstalten beschäftigt sind, dringend zu ersuchen, sie möchten Gebrauch von unserem Mittel machen. Nach meiner Ansicht ist es von großem Nutzen, und ich bitte diese Herren, sich selbst zu fragen, ob sie denn ihre Pflicht gegen ihre Pfleglinge zu tun glauben, wenn sie bei ihren Kuren von dieser Erfindung keinen Gebrauch machen. Ich hoffe, dass weder Engherzigkeit noch Vorurteil ihren Gebrauch bei dieser furchtbaren Krankheit verhindern werden. Obwohl ich aber kaum annehmen darf, dass sie bei allen Eingang finden werden, so zweifle ich doch auch nicht, dass doch hier und da einer einen Versuch machen wird, welcher gewiss für die Gesundheit des Leidenden überhaupt gut ausfällt, obwohl vielleicht nicht immer diese besondere Krankheit gehoben wird. Da es indes viele Patienten gibt, welche in keinen Anstalten sein mögen, sondern unter der Privatpflege ihrer Freunde stehen wollen, so hoffe ich, dass diese sich nicht durch die Vorstellung ihrer ärztlichen Ratgeber, so einflussreich sie auch sein mögen, vom Gebrauch dieses Mittels abhalten lassen. Und haben sie es mit Erfolg angewendet, so werden sie es gewiss für ihre Pflicht halten, dies zum Wohle der ganzen Menschheit so offenkundig als möglich zu machen. Durch auch nur wenige von solchen Mitteilungen wird seine Anwendung allgemein werden, was dann zur natürlichen Folge hat, dass unsere Irrenhäuser weniger angefüllt werden.

Offene Schäden

Bald nach meiner Rückkehr von England nach La Ferté Imbault in Frankreich im Monat Juli erfuhr ich, dass einer von meinen Häuslern krankheitshalber schon zwei Monate nicht mehr arbeiten könne. Als ich ihn sah, sprach er, man habe ihm anfangs Mai zur Ader gelassen und sein Arm habe die Entzündung bekommen. Auf die Vorstellung beim Arzt sagte man ihm, er müsse seinen Arm mit einem erweichenden Umschlag (Kräuterpflaster) belegen; es geschah, aber am Ende des ersten Monats bekam er einen schrecklichen Schaden. Auf die fernere Anfrage bei seinem Doktor sagte dieser, er müsse mit dem erweichenden Umschlage fortfahren. Er tat's, aber sein Arm wurde immer schlimmer, und die Folge war, dass ihn der Schlaf floh und er fast zum Skelett wurde. Ich sagte ihm, er solle sich vom Schlosse etwas von dem Mittel holen lassen und seine Kräuterpflaster ins Feuer werfen, wenn er seinen Arm nicht verlieren wolle. Er wandte das Mittel noch denselben Nachmittag an und ich besuchte ihn nach zwei Tagen wieder; er war allem Anschein nach ganz verändert; er sagte, er habe beide Nächte gut geschlafen, und nach zehn Tagen war er wieder arbeitsfähig.

Ein anderer hatte bald darauf das Unglück, dass ihm durch einen Karren eine Hand gequetscht und infolgedessen ein Glied von seinem Finger genommen wurde. Man wandte eben die in der Gegend allgemein üblichen Mittel an und ich hatte ihn eine zeitlang nach dem Unfall nicht gesehen. Als ich ihn zu Gesicht bekam, war er ganz abgemagert. Die erste Anwendung verursachte ihm großen Schmerz, der eine halbe Stunde andauerte. Der fernere Gebrauch aber war nicht mehr so schmerzlich, die Hand wurde jeden Tag besser, und der Mann ist jetzt von dem geheilt, was ihm sonst das Leben gekostet hätte. Das Bein am Glied des Fingers kam weg und es ist auch dieser geheilt.

Einer von meinen Wildhirten war so unglücklich, sich durch die Entzündung eines Quantums Schießpulver das Gesicht stark zu verbrennen; er konnte nur mit einem Auge sehen, und auch da sehr wenig. Nach der ersten halben Stunde des Unfalls wurde das Mittel angewendet, und obwohl es ihm nach fünf- bis sechsmaliger Anwendung nicht mehr weh tat und er in 15–20 Tagen geheilt war; und sein Gesicht, das seit vielen Jahren schwach war, ist jetzt besser als je. Nach den ferneren Fällen, die alle seit meinem vorjährigen Besuch in Leeds vorgekommen sind, halte ich es für die Pflicht aller Spitalverwalter, Gebrauch von diesem Mittel zu machen, und ich zweifle nicht, wollen sie dies tun, so werden viele geheilt und die Betten frei werden, und statt dass die Leidenden eine tote Last für die Kommune sind, werden sie fähig sein, ihr Brot zu gewinnen und ihre Familie zu erhalten, während sie jetzt ein jammervolles Dasein haben. Und diejenigen, welche an unheilbaren Schäden leiden, dürften denn doch insofern Erleichterung finden, als auch sie in den Stand gesetzt werden, sich ein verhältnismäßig erträgliches Leben zu verschaffen, wie die Fälle von zwei Leuten in dem Flecken in der Nähe meines Landhauses in Frankreich beweisen, welche unheilbare Schäden an ihren Beinen hatten. Ehe sie dieses Mittel gebrauchten, war ihr Leben ein wahrhaft elendes; jetzt aber haben sie sehr wenig Schmerz und sie können arbeiten, ja im Notfall zwei Meilen weit zu ihrer Arbeit gehen. Das Bein des einen von diesen Menschen ist wenig mehr als Knochen und Sehnen. Die Anwendungsart des Mittels werden diejenigen Herren, die sich mit solchen Dingen berufshalber beschäftigen, unschwer erkennen.

Würde sich in jedem Spital ein Herr damit befassen, er fände gewiss sehr bald allgemeine Nachahmung; die Wirkungen würden dann entscheidend und erfreulich sein. Es entfernt bald alle Beulen und andere Unreinlichkeiten von den Schäden.

Die Erfahrung der letzten Jahre hat einen Fall geliefert, welcher als der überraschendste von allen erscheint – der Fall nämlich bei einem jungen Mann, dem einzigen Sohn seiner Mutter, die eine Witwe ist. Im Anfang des Monats Juli 1838 schien er auf seinem Totenbette zu liegen; seine Krankheit war die Schwindsucht; er konnte nur aus dem Bett bleiben, bis es gemacht war. Die Anwendung dieses Mittels schien zu spät zu kommen. Indessen machte man sie und zwar folgendermaßen: Zuerst wurde sein Kopfwirbel damit eingewaschen, und unmittelbar darauf nahm er 2 Esslöffel voll, mit heißem Wasser verdünnt. Zugleich wurde ein Stück weiche Leinwand in das Mittel getunkt, dann zusammen- und auf seine Brust gelegt, um womöglich den fürchterlichen Husten zu mildern, der sehr beängstigend war. Es traten Fieberanfälle ein und der Schleim kam stark und gelb. Man riet ihm, jeden Morgen vor dem Frühstück zwei Esslöffel voll, mit heißem Wasser verdünnt, zu nehmen, was er tat. Ich fragte täglich nach, ob sich eine Änderung zeige, allein sechs bis acht Tage lang lautete die Antwort verneinend, und ich gab ihn auf, als keine Änderung bei ihm eintrat. Er sagte, er huste immer, und der Schleim war weiß und schaumig geworden. So ging es einige Wochen fort. Ungefähr sechs Tage aber nach der ersten Veränderung sagte er, er habe einen solchen Appetit bekommen, dass er etwas essen möchte; danach kam er allmählich zu Kräften, saß aufrecht und ging auf Besuch zu seinem Nachbarn. Bald darauf bekam er einen scharfen Schmerz in seiner linken Seite, verbunden mit großer Entzündung. Nach der Anwendung aber der in das Mittel getauchten Leinwand entfernte sich der Schmerz. Nach einer Woche brach die Seite auf und sein Husten war ganz verschwunden. Obwohl die Entladung bedeutend war, kam er doch immer mehr zu Kräften – sein Appetit war gut und er setzte das Mittel fort wie bisher. Ein geschickter Arzt, der zufällig um diese Zeit in das Dorf kam, sagte, und das war die allgemeine Meinung im Ort, es würde besser gehen, wenn er den Winter überlebte. Er tat es und lebte noch, als ich La Ferté Imbault verließ, indes besorgte ich, das Geschwür in seiner Seite mache ihm zu viel zu schaffen, da es zu der Zeit offen und der Ausfluss beträchtlich war. Wie ich, so hielt ihn jedermann für hergestellt und ich wurde nicht mehr zu ihm gerufen. Ich zweifle auch nicht im mindesten, er wäre gewiss geheilt worden, wenn er gleich im Anfang seiner Krankheit zu diesem Mittel gegriffen hätte. Nunmehr stelle ich es den Herren Ärzten, die solche Fälle behandeln, und den Freunden derartiger Kranken anheim, ob sie nicht gut tun, wenn sie dasselbe Verfahren befolgen.

Da ich sehr danach verlange, dass die Kenntnis dieses Heilmittels und seiner Wirkungen bis in jene Gegenden gelange, wo Entzündungskrankheiten vorherrschen, so habe ich diese Zuschrift verfasst und ausgegeben, auf dass seine wohltätigen Folgen bekannt würden: und ich stelle an diejenigen, welche in der Nähe des türkischen Reiches oder von Ägypten wohnen, die Bitte, seine Kenntnis unentgeltlich in jene Gegenden zu verbreiten, da ich nicht im geringsten daran zweifle, dass es die Pest und die meisten übrigen Entzündungskrankheiten, wenn es in ihren Anfängen angewendet wird, heilen werde.

Da ich die Pest nicht vom Augenschein kenne, so kann ich auch keine sichere Anweisung zur Anwendung geben, immer aber ist es das Beste, mit dem Einreiben des Oberkopfes zu beginnen und, ist der Schlund oder Mund leidend, den Schlund zu gurgeln und den Mund zu waschen, sowie ein Ohr nach dem anderen damit zu füllen und es in jedem 15–20 Minuten zu lassen. Der Patient trinke 2 Esslöffel voll, mit heißem Wasser verdünnt, alle 2–3 Stunden, oder nach Erfordernis des Falls noch öfter. In den Ländern, wo Entzündungsfieber und die Cholera heimisch sind, ist dieselbe Behandlungsweise anwendbar. Schlundweh und Gehirnentzündung sind oft die Begleiter solcher Unpässlichkeiten. Da sollte so schnell und unmittelbar als nur möglich dieses Mittel gereicht werden, und ist kein Arzt zur Hand, so sollte jedermann ohne alles Bedenken es reichen, da es ganz gewiss keinerlei Nachteil bringt.

Die Missionare sollten es durchaus kennen lernen. Ich bin ganz fest überzeugt, würden die Missionare es hinreichend kennen und, ohne seine Bestandteile und die Bereitungsart bekannt zu machen, anwenden, sie würden in der Religion viel mehr Anhänger bekommen.

Es ist so auffallend schnell in seinen Wirkungen, dass dabei der Glaube an ein Wunder ganz nahe liegt, besonders bei hitzigen Krankheiten, wie bei Gehirn- oder Eingeweideentzündungen. Mit diesem Mittel in der einen und mit dem Evangelium in der anderen Hand werden sie, ich zweifle nicht daran, jetzt in die eisenumreiften Reiche von China und Japan dringen und selbst die Monarchen dadurch bekehren. Allerdings aber sollten nur Männer von hohem Mute und großem Talent und nicht eher, als bis sie sich mit den Eigenschaften dieses Mittels recht vertraut gemacht haben, was freilich nur durch Erfahrung geschehen kann, dazu verwendet werden.

Es kamen viele auffallende Beispiele von Heilungen vor, seit ich voriges Jahr in Leeds war. Ich will nur zwei beschreiben: das erste betrifft eine Frau in dem Dorfe in der Nähe meines Landsitzes, die einen Nervenanfall hatte, der eine außerordentliche Niedergeschlagenheit erzeugte und fast in Wahnsinn überging. Jedes gewöhnliche Verfahren, das man nur ersinnen konnte, wurde ohne Erfolg angewendet. Obwohl ich sie und ihren Ehemann häufig sah und fast gewiss war, dass das Mittel sie heilen würde, so erwähnte ich es doch nur einfach und drang nicht in sie, es zu gebrauchen. Zuletzt wurde ihr Übel so ernstlich, dass ich den Mann bewog, mir zu versprechen, dass es angewendet werde. Nach zwei- bis dreimaligem Gebrauch war die Krankheit entfernt, und es freut mich sehr, sagen zu können, dass sie sich seit der Zeit wohl befunden hat. Zur Zeit der letzten heftigen Nordwinde, welche manchmal sehr streng waren, wurden verschiedene Personen in der Nachbarschaft, wo ich lebe (Frankreich), von Unpässlichkeit, Schauer oder Zittern, von heftigem Schmerz im Kopf, in die Brust und der Seite befallen, und hatten Mühe, aus einiger Entfernung nach Hause zu gelangen.

Der erste war ein Maurer, ein stattlicher junger Mann, in der Blüte der Kraft und Gesundheit. Ich sah ihn ungefähr drei Stunden, nachdem er unwohl geworden war, da aber schon nach dem Arzt geschickt worden war, hielt ich es für das Beste, mich nicht darein zu mischen. Er bekam strenge Aderlässe und Blasenpflaster, und magere Kost, was ihn sehr schwach machte, aber mit Vergnügen sage ich es, sein Leben wurde gerettet, obwohl seine Wiederherstellung zweifelhaft und langsam war. Der zweite war einer von meinen Forstleuten, von dem ich nichts wusste, bis man mir sagte, er liege in den letzten Zügen. Der dritte war ein Junge; er wurde am Samstag von Unwohlsein ergriffen und starb am folgenden Tage (Sonntag). Der vierte war ein Junge auf einer von den Meiereien, die ich zu eigen habe und montags besuche; man sagte mir, er sei um 3.00 Uhr morgens aufgestanden und habe das Vieh gefüttert, er sei eben so ergriffen worden wie die anderen, und er habe nur sehr mühsam nach Hause gelangen können. Er sei so schlimm daran, wie der Junge in dem nahen Meierhof, der tags vorher starb; sie glaubten, er könne, wenn keine Veränderung einträte, den folgenden Tag nicht überleben. Ich besuchte ihn augenblicklich, und obwohl sie nach dem Arzt geschickt hatten, so glaubte ich doch, da er mein Dienstbote war, es versuchen zu sollen, ob ich ihm eine Erleichterung verschaffen könnte. Ich wusch oder rieb daher seinen Kopf mit dem Mittel ein und tat, was ich überhaupt für nur nötig hielt. Ehe ich die Stube verließ, untersuchte ich, wie sich der Kopf befände. Er sagte, der Schmerz sei davon hinweg. Gut, sagte ich, dann bist du schon halb kuriert. Als ich am zweiten Tage darauf die Meierei besuchte, war meine erste Frage nach dem Knaben und die Antwort: „Oh, er ist ganz wohl und diesen Morgen schon wieder an seine Arbeit gegangen." Es hieß, der Arzt sei, weil anderswo beschäftigt, nicht gekommen. Bald darauf kam auch der Bursche, um mir für seine Wiederherstellung zu danken. Ich sagte ihm, seine ganze Erkenntlichkeit bestehe darin, dass er die in seiner Stellung ihm obliegenden Pflichten getreulich erfülle. Er zeigte sich hocherfreut, dass er wieder wohl war. Wir waren auch wirklich sehr vergnügt über das Ergebnis der Anwendung. Er ist ein artiger, hübscher Junge, und ich hielt seinen Fall für so schlimm wie den ersten.

Durch Herrn V. von Hull, der selbst große Wohltat bei der Heilung eines bösen und entzündeten Fußes und bei Rheumatismus empfunden hat, bin ich in Stand gesetzt, mehrere völlig beglaubigte Fälle anzuführen:

1. Eine Frau zu Grimsby wurde von Rheumatismus im Arm geheilt.

2. Ein Herr zu York wurde von einem heftigen Rheumatismus in seinen Händen geheilt, welcher sehr hartnäckig gewesen war.

3. Ein Herr zu Hull wurde vom Lendenschmerz geheilt.

4. Zwei Frauen wurden von heftigem Halsweh geheilt; aber sie verloren ihre Männer durch eben diese Krankheit, weil sie das Mittel nicht gebrauchen wollten; sie gehörten zu denjenigen, welchen es nicht gut tut.

5. Frau Williams wurde von der Hals- und Lungenentzündung geheilt.

6. Frau Harrison wurde von Krämpfen und Verdauungsschwäche geheilt.

7. Herr Traggs wurde von Seitenschmerzen geheilt.

8. Anna Banks wurde von einem (gichtischen) Schlage geheilt, obwohl sie den Gebrauch einer Seite ganz verloren hatte; in dem Laden des Herrn Vallance erzählte sie selbst ihre Heilung, die sie einzig und allein dem Mittel Branntwein und Salz zuschrieb. Sie nahm täglich etwa zwei Weingläser voll.

9. Kapitän Plumb vom Schiffe „Anna" wurde vom Rheumatismus im Kopf und im ganzen Leibe geheilt. Er schien dem Tode ganz nahe zu sein. Herr V. empfahl ihm Branntwein und Salz. Er rieb seinen Kopf damit ein und nahm davon nach Vorschrift. Am vierten Tage kam er auf Besuch mit fröhlichem Gesicht und sagte, er befinde sich viel besser. Seine Genesung schritt ununterbrochen fort und er ist jetzt ganz wohl.

10. Frau Hodgson wurde von Halsweh geheilt.

11. Frau Wardle von heftigem Schmerz im Herzen. Sie war mehrere Monate krank und wurde von drei Ärzten aufgegeben. Ihre Krankheit verschwand in wenigen Wochen,

und sie kann jetzt wieder ganz ihren häuslichen Geschäften vorstehen, obwohl sie eine Familie hat und einen öffentlichen Tisch führt.

12. Herr Brown wurde von heftigen Kopfschmerzen geheilt.

13. Ein Mann von einer Gelenkgeschwulst auf dem Knie; und ebenso sein Weib von einem bösen Bein.

14. Herr Bealby von einem bösen Bein.

15. Herr Easton von einem 22-jährigen Beinschaden.

16. James Calwert von einem Lungengeschwür und von Auszehrung.

17. John Crowest von einer Auszehrung im letzten Grade. Diese Person und James Calwert ersuchten Herrn V. zu gleicher Zeit um das Mittel. Die Anwendung desselben verursachte, dass sie beim Husten mehrere Nächte hindurch eine ungeheure Menge verdorbenes Zeug mit Blut und Schleim auswarfen.

    Nach der Entleerung des Magens aber hörte der Husten ganz auf und sie fühlten sich ganz gesund. Aus Erkenntlichkeit besuchten sie Herrn V. und dankten ihm, und dieser ging mit ihnen zum Doktor. Der war von der Heilung überrascht, da er sie für eine Unmöglichkeit hielt und ihr Tod als unvermeidlich betrachtet worden war. Calwert bekam die Warnung, sich vor Erkältung in acht zu nehmen, da er seine halbe Lunge verloren habe. Er aber sagte: „Ich befinde mich jetzt besser als je in meinem Leben, eine kleine Schwäche in meinen Beinen ausgenommen."

18. Robinson, ein armer Mann, der sehr an Rheumatismus litt, nicht gehen konnte, sondern in den Straßen Hulls von zwei Hunden auf einem Karren gefahren wurde, wurde in wenigen Wochen gänzlich hergestellt und kann nun gehen und seinen Geschäften obliegen.

19. Frau Hardy wurde von einer großen Geschwulst im Nacken befreit.

20. Einem Knaben wurde der Fuß arg zerquetscht, indem ein Fensterladen darauf fiel. Er wurde in einer Woche durch die Anwendung des Mittels geheilt.

Aus den angeführten Fällen wird man nun ersehen, wie viel Gutes von einem einzelnen Manne in einem Jahre, und ohne dass er die Kranken aufzusuchen braucht, geschehen kann. Herr V. wusste bis zum Juni 1839 nichts von diesem Mittel. Es würde ein großer Segen sein, wenn sich auch nur ein einziger tätiger Freund dieses Mittels in jeder Stadt fände; verbänden sich aber mehrere Herren zur Wohlfahrt ihrer Mitmenschen, so würde ihre Majestät, unsere geliebte Königin Viktoria, über das gesündeste und glücklichste Volk der Welt herrschen.

Ein großer Teil der Wiederholungen wird im Hinblick auf die Art und Weise der Bewerkstelligung der Heilung der verschiedenen Krankheiten seine Entschuldigung finden (und alle diese Krankheiten sind mit wenigen Ausnahmen zu meiner Kenntnis gekommen); aber die Wiederholungen sind notwendig, da viele Personen in Verlegenheit sind, wie sie verfahren sollen, wenn ihr besonderer Fall und die Behandlungsweise desselben nicht angeführt ist. Da ich wünschte, dies Werkchen so vollständig als möglich zu machen, hoffe ich, man werde diesen Fehler, da er doch unvermeidlich ist, übersehen.

Ich glaube, es können alle Unpässlichkeiten durch Vergleich mit irgendeiner von den angeführten behandelt werden. Das einmalige Einreiben des Kopfes aber ist von der größten Wichtigkeit, da es eine Wirkung auf den ganzen menschlichen Leib hat, und für diese Operation ist 1 Esslöffel voll ausreichend.

Schließlich möchte ich allen, denen das Schriftchen in die Hände kommt, sagen, dass ich sonst gar nichts beabsichtige, als Gutes zu wirken. Niemand möge daran Anstoß nehmen. Dagegen wünsche ich, dass jedermann daraus entnehme, wie ich nur eines im Auge habe, nämlich recht vielen nützlich zu sein.

Es heilt Krankheiten, welche bisher für unheilbar gehalten wurden.

Man hat eben dieses als Einwurf dagegen geltend gemacht. Mögen es aber die Widersacher nur nach der in dieser Abhandlung gegebenen Vorschrift anwenden, und sie werden gewiss über ihren Mangel an Vorsicht erröten. In Bezug auf die Leichtigkeit seiner Zubereitung kann das Mittel wohl nicht übertroffen werden. Das ganze Verfahren dabei besteht darin, dass man eine hinreichende Quantität Salz mit dem Branntwein verbindet, beides miteinander schüttelt – und es ist zum Gebrauche dienlich, sobald es geläutert ist.

Aus alldem glaube ich folgern zu dürfen, dass wir La Ferté Imbault sehr großen Dank schuldig sind. Ich sage wir, die wir dieses Mittel gebraucht haben, denn sein Gebrauch schließt in sich, dass wir Nutzen davon hatten. Denn gebraucht man es auf die rechte Weise und mit Mäßigung, so verschafft es gewiss irgendeinen Vorteil, wenn es auch die Heilung nicht herbeiführen sollte, was übrigens sehr selten der Fall ist. Aus diesen Gründen hoffe ich, es werde sich irgendjemand finden, der einmal seine Dankbarkeit gegen dieses arme Dorf beweise, da mein Aufenthalt an diesem Orte durch die Gnade Gottes das Mittel gewesen ist, wodurch dies große Gut in Gebrauch kam, welches in wenigen Jahren buchstäblich die Nationen heilen wird. Ja, ich hoffe, die ganze Erde, und wünsche, die mir so teure Stadt Leeds möchte der Mittelpunkt sein, von dem aus dieser Segen der ganzen Erde zufließt. Es mögen die Bewohner von Leeds wohl darauf sehen, dass es ihnen durch ihre Gleichgültigkeit nicht entrissen werde. Schon gibt es Städte, welche seine Vorteile erkannt haben. Ich, als einzelner Mann, kann nur aufmuntern. Der ganzen Gemeinde kommt es zu, zu handeln, und ich hoffe, es werde auf eine solch entscheidende Weise geschehen, dass auch die übrigen Städte überzeugt werden, es handle sich hier in allem Ernst um die Wohlfahrt der Armen.

Verrenkungen

Viele Personen leiden monatelang an Verrenkungen, die, wenn sie den kranken Teil mit diesem Mittel behandelten, in wenigen Tagen und manchmal in wenigen Stunden geheilt würden. Ich kenne manche, die, während sie unter sehr geschickten Ärzten wochenlang litten, in sehr kurzer Zeit durch unser Mittel hergestellt wurden.

Schlusswort

Dies Schriftchen, obschon so einfach wie das Mittel, von dem es handelt, sollte ein Hausbuch bei vorkommenden Krankheiten sein, und zwar nach meiner Ansicht das nützlichste, das je auf einen Tisch gelegt ward, denn ich schreibe aus langjähriger Erfahrung und habe das Mittel nach allen Seiten hin erprobt.

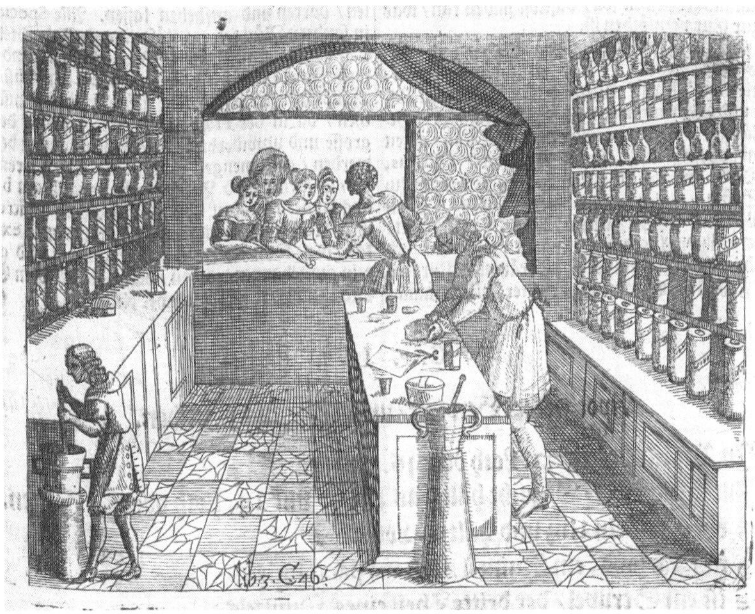

Quelle: Deutsche Fotothek

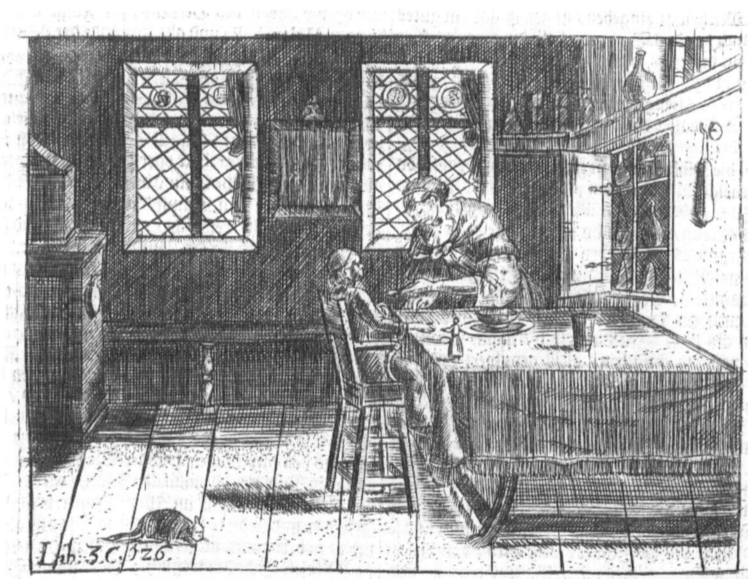

Quelle: Deutsche Fotothek